ALERTAS ENDOCRINAS

MARIO VEGA CARBÓ

Endocrinólogo

Primera Edición, 2020

A mis amigos del IPVCE "V.I Lenin"
A los estudiantes de medicina del Hospital "Salvador Allende"
A mis colegas del municipio "La Lisa"
A mis alumnos cubanos, venezolanos y nicaragüenses
Al mis colegas del Instituto Nacional de Endocrinología

TABLA DE CONTENIDO

INTRODUCCIÓN 6

Parte I. Nutrición y diabetes 8

    Capítulo 1. Enfermedad celiaca 9

    Capítulo 2. Dislipidemias 15

    Capítulo 3. Obesidad 22

    Capítulo 4. Síndrome de resistencia a la insulina 28

    Capítulo 5. Diabetes mellitus tipo 2 35

    Capítulo 6. Diabetes gestacional 42

    Capítulo 7. Complicaciones agudas de la diabetes 47

    Capítulo 8. Complicaciones crónicas de la diabetes 55

Parte II. Tiroides, paratiroides y calcio 62

    Capítulo 9. Tiroiditis 63

    Capítulo 10. Hipotiroidismo 69

    Capítulo 11. Hipertiroidismo 74

    Capítulo 12. Bocio, nódulo y cáncer tiroideo 83

    Capítulo 13. Hiperparatiroidismo e hipercalcemia 92

    Capítulo 14. Hipoparatiroidismo e hipocalcemia 99

    Capítulo 15. Osteoporosis y déficit de vitamina D 104

    Capítulo 16. Nefrolitiasis 117

Parte III. Adrenales e hipófisis 124

Capítulo 17. Esteroides anabólicos 125

Capítulo 18. Insuficiencia suprarrenal 132

Capítulo 20. Neoplasias endocrinas múltiples 137

Capítulo 21. Hipopituitarismo 148

Capítulo 22. Diabetes insípida y SIADH 156

Capítulo 23. Hiperprolactinemias 167

Capítulo 24. Tumores de hipófisis 171

Parte IV. Ovarios y testículos 177

Capítulo 25. Trastornos menstruales 178

Capítulo 26. Síndrome de ovarios poliquísticos 189

Capítulo 27. Climaterio y menopausia 195

Capítulo 28. Infertilidad femenina 202

Capítulo 29. Infertilidad masculina 210

Capítulo 30. Disfunción eréctil 216

Capítulo 31. Hipogonadismo masculino 225

Capítulo 32. Ginecomastia 233

Parte V. Pediatría 241

Capítulo 33. Obesidad en el niño 242

Capítulo 34. Diabetes del niño y del aldolescente 248

Capítulo 35. Baja talla 254

Capítulo 36. Hiperplasia adrenal congénita 258

Capítulo 37. Genitales ambiguos 262

Capítulo 38. Pubertad precoz 266

Capítulo 39. Pubertad demorada 273

Capítulo 40. Síndrome de Turner 280

Epílogo 285

Referencias Bibliográficas 287

Sobre el autor 294

Sinopsis 295

INTRODUCCIÓN

Alertas Endocrinas es un libro que ofrece una selección de temas acerca de las principales enfermedades y condiciones que alteran el funcionamiento del sistema endocrino en forma de síntesis organizada con los principales puntos a tratar sobre cada tópico.

Estructurado en cinco grandes partes, las cuales a su vez encierran temas específicos y relacionados, en este libro encontraras un resumen práctico sobre las enfermedades endocrinas más prevalentes.

La primera parte comprende las alteraciones relacionadas con la Nutrición y la diabetes, donde se tratan temas como la enfermedad celíaca, la obesidad, las dislipidemias, los tipos de diabetes y sus complicaciones. En la segunda parte del libro, se habla sobre las enfermedades de la tiroides, paratiroides y el metabolismo del calcio, abarcando temas como el hipo e hipertiroidismo, los tipos de bocio, y la osteoporosis entre otras afecciones.

Avanzando a la tercera parte, encontrarás las patologías de las glándulas adrenales y de la hipófisis, que explican dolencias como los tumores de hipófisis, las alteraciones hormonales aisladas, la insuficiencia suprarrenal y las neoplasias endocrinas.

En la cuarta parte aprenderás enfermedades propias de los órganos sexuales, causantes de los trastornos menstruales, la infertilidad, la disfunción eréctil y el Hipogonadismo. Finalmente, para cerrar, discutiremos las alteraciones endocrinas que afectan a la edad pediátrica como la diabetes y obesidad en el niño, la talla baja, algunos síndromes genéticos y afecciones durante la pubertad.

Sobre cada uno de estos temas conocerás el concepto de la enfermedad, su clasificación, la epidemiología, sus causas, los antecedentes, los síntomas, las pruebas diagnósticas necesarias, y las opciones terapéuticas y medidas de prevención.

Con el propósito de aclarar las dudas y mitos sobre las enfermedades, alertar sobre las señales y síntomas, y orientar sobre las medidas terapéuticas, Alertas Endocrinas es una lectura rápida y sencilla que te ayudará a profundizar en el amplio mundo de la endocrinología.

Parte I. Nutrición y diabetes

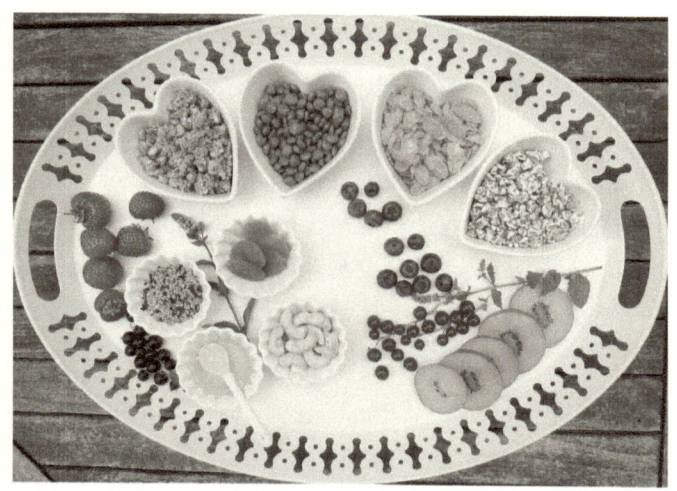

Capítulo 1. Enfermedad celiaca

Concepto

Es una enfermedad autoinmune sistémica provocada por los péptidos del gluten de la dieta encontrados en el trigo, centeno, cebada y otros granos relacionados. Potencialmente, afecta casi todos los sistemas de órganos.

Clasificación

No hay clasificación formal. Se puede dividir en cinco subgrupos comunes, según sintomatología.

Enfermedad celíaca clásica: los síntomas incluyen diarrea, pérdida de peso, dolor y malestar abdominal y fatiga.

Enfermedad celíaca atípica: carece de los síntomas anteriores; se presenta con estados de deficiencia o manifestaciones extraintestinales (la mayor proporción de pacientes).

Enfermedad celíaca silente: evidencia serológica e histológica de la enfermedad celíaca, pero sin síntomas o signos evidentes (al menos 20%).

Enfermedad celíaca que no responde: síntomas clínicos o anomalías de laboratorio no mejoran en 6 meses posteriores a la abstinencia de gluten, o se repiten.

Enfermedad celíaca refractaria: persistencia de síntomas clínicos y anomalías histológicas después de al menos 6 meses con una dieta estricta sin gluten (1%).

Datos estadísticos y epidemiológicos

Seroprevalencia global combinada y prevalencia confirmada por biopsia de 1,4% y 0,7%, respectivamente. Las mujeres son ligeramente más propensas a verse afectadas (casi dos tercios de los pacientes).

Puede diagnosticarse a cualquier edad, presentando dos picos: El primero alrededor de los 6 a 7 años; el segundo entre la cuarta y quinta décadas.

Factores de riesgo

Principales:

Antecedentes familiares de enfermedad celiaca.

Deficiencia de inmunoglobulina A.

Diabetes tipo 1.

Enfermedad tiroidea autoinmune.

Secundarios:

Síndrome de Down.

Síndrome de Sjögren.

Enfermedad inflamatoria intestinal.

Cirrosis biliar primaria.

Causas más frecuentes

Los factores que se ha hipotetizado desempeñan un papel en su génesis incluyen: momento de la exposición inicial al gluten; infección gastrointestinal que conduce a la imitación del antígeno de gluten; daño directo a la barrera intestinal-epitelial que conduce a exposición anormal de la mucosa a los péptidos de gluten; infección por reovirus.

Elementos de la fisiopatología

La anormalidad central es la pérdida de tolerancia inmunitaria a los antígenos peptídicos derivados de las prolaminas en el trigo (gliadina), el centeno (secalina), la cebada (hordeína) y otros granos relacionados.

En la submucosa intestinal, estos péptidos desencadenan la activación inmune tanto innata (cuyo mecanismo no se conoce) como adaptativa y estimulan la producción de Interleucina-15 por las células dendríticas, macrófagos y células epiteliales intestinales, que luego estimulan a los linfocitos intraepiteliales, lo que lleva al daño epitelial.

Diagnóstico

Factores diagnósticos clave:

Deficiencia de inmunoglobulina (IgA).

Diarrea.

Edema.

Dolor/malestar abdominal.

Anemia.

Dermatitis herpetiforme.

Otros factores diagnósticos:

Historia familiar.

Osteopenia/osteoporosis.

Fatiga.

Pérdida de peso.

Déficit pondoestatural.

Diabetes tipo 1.

Enfermedad tiroidea autoinmune.

Estomatitis aftosa.

Hipoplasia del esmalte dental.

Hematomas frecuentes.

Neuropatía periférica.

Ataxia.

Exámenes diagnósticos

Hematología completa y frotis de sangre.

Inmunoglobulina tisular-A transglutaminasa (IgA-tTG).

Anticuerpos endomisiales (EMA).

Biopsia de piel.

IgG DGP (péptido gliadina desamidado) o IgA/IgG DGP.

IgG-tTG.

Biopsia de Intestino delgado.

Tipificación del antígeno leucocitario humano (HLA).

Desafío del gluten.

Prueba celíaca genética de la saliva (prueba emergente).

Diagnósticos diferenciales

Duodenitis péptica.

Enfermedad de Crohn.

Giardiasis.

Sobrecrecimiento bacteriano del intestino delgado.

Postgastroenteritis.

Enteritis eosinofílica.

Esprue tropical.

Inmunodeficiencia variable común (CVID).

Enfermedad de injerto contra huésped (GVHD).

Enteropatía autoinmune.

Enteropatía inducida por drogas.

Sensibilidad al gluten no celíaca.

Opciones terapéuticas

El único tratamiento aceptado para la enfermedad celíaca es una dieta estricta sin gluten de por vida.

Consejos dietéticos: La dieta debe iniciarse una vez confirmado el diagnóstico definitivo mediante biopsia del intestino delgado. Después, el paciente debe ser referido a un dietista con entrenamiento específico en enfermedad celíaca y dieta sin gluten.

Suplementación: Se debe recomendar a todos los pacientes suplementos de calcio y vitamina D. El hierro solo debe administrarse a personas con deficiencia de hierro.

Conducta por grupos

Enfermedad celíaca: Dieta libre de gluten + Suplementación con Calcio (Carbonato de calcio) y Vitamina D (Ergocalciferol); opcional, hierro.

Enfermedad celíaca refractaria: recomendaciones anteriores, más referencia a Nutriólogo, Nutricionista o Gastroenterólogo.

Crisis celíaca: recomendaciones anteriores, más rehidratación, corrección de anormalidades hidroelectrolíticas y Corticosteroides (Budesonida o Prednisona).

Complicaciones

Osteoporosis/osteopenia.

Dermatitis herpetiforme.

Pancreatitis aguda recurrente idiopática / pancreatitis crónica.

Infección neumocócica.

Prevención

Un estudio mostró que niños predispuestos a enfermedad celíaca que recibieron vacuna contra el rotavirus tenían menor riesgo de desarrollarla después de una infección gastrointestinal que los no vacunados.

Capítulo 2. Dislipidemias

Concepto

Conocida también como hipercolesterolemia. Consiste en aumento del colesterol total (CT) y/o lipoproteínas de baja densidad (LDL) o del colesterol no HDL. Podría ir acompañada de una disminución del colesterol HDL o un aumento de los triglicéridos.

Clasificación

Desde el punto de vista clínico:

Hipercolesterolemia aislada: elevación del colesterol LDL.

Dislipidemia mixta o combinada: aumento del CT o LDL, y los triglicéridos.

Hipertrigliceridemia aislada: elevación solo de triglicéridos.

Colesterol HDL bajo: ya sea aislado o en asociación con hipercolesterolemia o hipertrigliceridemia.

Datos estadísticos y epidemiológicos

En pacientes con enfermedad coronaria, la prevalencia de dislipidemia es tan alta como 80%-88%, en comparación con aproximadamente 40%-48% en los controles pareados por edad sin enfermedad coronaria.

Existe fuerte correlación entre el IMC y la incidencia de dislipidemias.

Factores de riesgo

Principales:

Resistencia a la insulina y diabetes mellitus tipo 2.

Sobrepeso (índice de masa corporal >25 kg/m²).

Hipotiroidismo.

Enfermedad colestásica hepática.

Secundarios:

Fumar.

Síndrome nefrótico.

Uso de ciertos medicamentos.

Causas más frecuentes

La etiología se puede clasificar en:

Causas primarias: mutaciones genéticas únicas o múltiples que resultan en alteración de la LDL y producción o eliminación de triglicéridos. Se han descrito al menos 18 entidades separadas. Se observan con mayor frecuencia en niños y adultos jóvenes y causan solo pequeño porcentaje de casos en adultos. Colesterol LDL >190 mg/dL en adultos y >160 mg/dL en niños y adolescentes, puede indicar presencia de hipercolesterolemia familiar, la cual generalmente se caracteriza por un historial familiar de enfermedad coronaria temprana y xantomas en los miembros de la familia.

Causas secundarias: estilo de vida sedentario y consumo excesivo de grasas saturadas y ácidos grasos trans son las causas más importantes. Hay ciertas afecciones médicas asociadas: insuficiencia renal crónica, obesidad, diabetes mellitus, hipotiroidismo, enfermedad hepática colestásica y alcoholismo. Así mismo, ciertos fármacos: diuréticos tiazídicos a dosis altas, estrógenos orales, glucocorticoides, esteroides anabólicos, agentes anti-VIH y antipsicóticos atípicos.

Elementos de la fisiopatología

Se desarrollan como consecuencia del metabolismo anormal de las lipoproteínas (reducción de la expresión o actividad del receptor de las LDL), lo que disminuye la depuración de las LDL hepáticas del plasma.

Existe fuerte asociación entre las concentraciones plasmáticas elevadas de LDL oxidadas y enfermedad coronaria. Los mecanismos a través de los cuales la LDL oxidada promueve la aterosclerosis son múltiples e incluyen daño al endotelio, inducción de factores de crecimiento y reclutamiento de macrófagos y monocitos.

Hay una liberación reducida de óxido nítrico, así como aumento de la agregación plaquetaria y la liberación de tromboxano, más liberación de citoquinas por las plaquetas activadas.

El estado de hipercolesterolemia conduce a un exceso de acumulación de LDL oxidada en los macrófagos, transformándolos en células "espumosas", cuya ruptura provoca daño adicional de la pared vascular por liberación de radicales libres, LDL oxidadas y enzimas intracelulares.

Diagnóstico

Factores diagnósticos clave:

Antecedentes familiares de aparición temprana de cardiopatía coronaria o dislipidemia en familiares de primer grado.

Historia de enfermedad cardiovascular.

Consumo de grasas saturadas y ácidos grasos trans, y estilo de vida sedentario.

Exceso de peso.

Xantelasmas.

Otros factores diagnósticos:

Arcus corneae con inicio antes de los 45 años.

Xantomas tendinosos o tuberosos.

Exámenes diagnósticos

Perfil lipídico (CT, triglicéridos y colesterol LDL, HDL y no HDL).

Hormona estimulante del tiroides (TSH).

Diagnósticos diferenciales

Enfermedad hepática obstructiva.

Síndrome nefrótico.

Insuficiencia renal crónica.

Hipotiroidismo.

Opciones terapéuticas

Existen varias opciones de tratamiento, individuales o en combinación. Incluyen cambios en el estilo de vida, dieta y ejercicio, medicamentos y suplementos dietéticos.

Estratificación del riesgo: Lo cual guía las opciones de tratamiento; factores de riesgo incluyen fumar, hipertensión, niveles bajos de HDL, antecedentes familiares de cardiopatía coronaria prematura, edad >45 años en hombres o >55 años en mujeres, y diabetes.

Modificación del estilo de vida: reducción de las grasas en la dieta, pérdida de peso en pacientes con sobrepeso, ejercicio aeróbico y adición de estanoles/esteroles vegetales a la dieta; todos conducen a disminución del LDL y aumento del HDL. Se recomienda mayor consumo de fibra dietética, carbohidratos complejos y grasas insaturadas.

Terapia farmacológica (estatinas): Se recomiendan cuando los cambios en el estilo de vida no son efectivos. En pacientes con LDL extremadamente elevado (> 190 mg/dL) y en aquellos con alto riesgo cardiovascular, la terapia farmacológica debe acompañar la dieta y el ejercicio.

Conducta por grupos

- **Con enfermedad cardiovascular aterosclerótica clínica ≤75 años**.

Primera Línea: estatinas a altas dosis (Atorvastatina o Rosuvastatina) más modificación del estilo de vida.

Segunda Línea: estatinas a dosis moderadas (Atorvastatina, Rosuvastatina, Simvastatina, Pravastatina, Lovastatina, Fluvastatina o Pitavastatina) más modificación del estilo de vida.

- **Con enfermedad cardiovascular aterosclerótica clínica >75 años**.

Estatinas a dosis moderadas más modificación del estilo de vida.

- **Sin enfermedad cardiovascular aterosclerótica clínica: colesterol LDL ≥190 mg/dL.**

Primera Línea: estatinas a altas dosis modificación del estilo de vida.

Segunda Línea: estatinas a dosis moderadas más modificación del estilo de vida.

- **Sin enfermedad cardiovascular aterosclerótica clínica: colesterol LDL 70-189 mg/dL: 40-75 años con diabetes mellitus.**

Riesgo aterosclerótico a 10 años ≥7,5%. Estatinas a altas dosis más modificación del estilo de vida.

Riesgo aterosclerótico a 10 años <7,5%. Estatinas a dosis moderadas más modificación del estilo de vida.

- **Sin enfermedad cardiovascular aterosclerótica clínica: colesterol LDL 70-189 mg/dL: 40-75 años sin diabetes mellitus.**

Riesgo aterosclerótico a 10 años ≥7,5%. Estatinas a altas dosis más modificación del estilo de vida.

Riesgo aterosclerótico a 10 años <7,5%. Estatinas a dosis moderadas más modificación del estilo de vida.

- **Sin enfermedad cardiovascular aterosclerótica clínica: colesterol LDL <190 mg/dL: <40 o >75 años.**

Estatinas a altas dosis más modificación del estilo de vida.

- **Sin enfermedad cardiovascular aterosclerótica clínica**: colesterol HDL bajo aislado. Estimar riesgo, considerar estatinas y abordar causas secundarias.

Complicaciones

Síndrome coronario agudo.

Enfermedad vascular cerebral.

Disfunción eréctil.

Enfermedad cardíaca isquémica.

Enfermedad vascular periférica.

Prevención

Primaria: con excepción de la hipercolesterolemia familiar, se puede prevenir adoptando de un estilo de vida saludable (dieta baja en grasas y cantidad razonable de ejercicio aeróbico).

Secundaria: La reducción dietética de las grasas, la pérdida de peso, el ejercicio aeróbico y la adición de estanoles/esteroles vegetales a la dieta conducen a disminución del LDL y un aumento del HDL. Se deben evaluar factores de riesgo cardiovascular adicionales (tabaquismo y diabetes).

Capítulo 3. Obesidad

Concepto

Condición crónica adversa debido a exceso de grasa corporal. Desde el punto de vista cuantitativo, se expresa por un IMC ≥30 kg/m².

Clasificación

Se utiliza como referencia clasificación del IMC:

- Sobrepeso (Preobesidad): IMC de 25 a 29,99.
- Obesidad tipo I: IMC de 30 a 34,99.
- Obesidad tipo II: IMC de 35 a 39,99.
- Obesidad tipo III (Mórbida): IMC de 40 a 49,99.
- Obesidad tipo IV (Extrema): IMC >50.

Datos estadísticos y epidemiológicos

Los datos de la OMS en 2014 sugieren que la prevalencia mundial de obesidad varía de <10% en muchos países de África y Asia sudoriental, a entre 20% y 40% en Europa y América, y más del 40% en algunas islas del Pacífico.

Factores de riesgo

Principales:

Hipotiroidismo.

Hipercortisolismo.

Terapia con corticosteroides.

Secundarios:

Edad ≥40 años.

Peri o Postmenopausia.

Embarazo precoz.

Fatiga.

Privación del sueño.

Tabaquismo.

Menor educación formal.

Desnutrición in útero.

Bajo estatus socioeconómico.

Estilo de vida sedentario.

Ver televisión y videojuegos >2 a 3 horas diarias.

Dieta alta en azúcar, colesterol, grasa y comida rápida.

Consumo excesivo de alcohol (>2 bebidas por día).

Trastorno por atracón.

Síndrome de alimentación nocturna.

Deficiencia de leptina.

Terapia antidepresiva.

Terapia antipsicótica.

Terapia con beta bloqueantes.

Terapia adyuvante para el cáncer de mama.

Diagnóstico psiquiátrico.

Causas más frecuentes

La causa final es una ingesta calórica que es mayor que el gasto. Los factores asociados con este desequilibrio energético incluyen la predisposición genética, dinámica del comportamiento, trastornos hormonales, influencias culturales y circunstancias ambientales.

Elementos de la fisiopatología

En la persona típica, el mecanismo por el cual se produce un desequilibrio entre ingesta de energía y gasto se refiere principalmente a la regulación del apetito, el metabolismo y la actividad física. Este proceso también puede denominarse homeostasis energética (es decir, regulación de la ingesta, procesamiento y utilización del sustrato).

Las moléculas y las vías que interactúan para regular la homeostasis energética no se comprenden completamente. Una de las áreas más importantes, pero menos entendidas, es cómo las funciones corticales superiores (por ejemplo, comportamientos aprendidos, gustos, aversiones) pueden afectar la ingesta de alimentos. Por ejemplo, una persona puede seguir comiendo alimentos muy agradables (sabrosos) a pesar de estar lleno; en tal caso, las señales de saciedad han sido "anuladas manualmente" por la corteza cerebral. Mayor comprensión de éste y otros fenómenos de la regulación del apetito puede conducir a mejores tratamientos médicos para la obesidad.

Diagnóstico

Factores diagnósticos clave:

Peso.

Estatura.

Otros factores diagnósticos:

Circunferencia de la cintura.

Circunferencia de la cadera.

Condiciones comórbidas.

Exámenes diagnósticos

Examen físico.

Otros: Hematología completa, Aminotransferasas, Funcionalismo tiroideo, EKG, Ultrasonido abdominal y Polisomnografía.

Diagnósticos diferenciales

Hipotiroidismo primario.

Hipotiroidismo central.

Síndrome de Cushing.

Opciones terapéuticas

La combinación de dieta y ejercicio es el enfoque inicial para el paciente obeso que desea perder peso. Una combinación de dieta reducida en calorías y ejercicio es más eficaz que cualquiera de los dos por separado. El objetivo inicial es una reducción del 10% en el peso durante un período de 6 meses.

Cambios dietéticos: Para la reducción de peso, una ingesta de 1000-1200 kcal/día para mujeres y 1200-1500 kcal/día para hombres debería producir déficit calórico de 500-1000 kcal/día. El enfoque principal ha sido, y sigue siendo, una reducción en la ingesta calórica.

Aumento de la actividad física: Los regímenes de ejercicio solos sin dietas no son efectivos para perder peso. Se introduce ejercicio físico moderado, 3 sesiones por semana durante 30 minutos por sesión. Puede aumentarse, según sea tolerado, a 5-7 sesiones por semana durante 45 minutos por sesión.

Terapia psicológica complementaria: La intervención psicológica parece ser más efectiva cuando se trata de terapia conductual o cognitiva conductual, y se prescribe como complemento de la dieta y el ejercicio.

Farmacoterapia Adyuvante: Está indicada como complemento de la dieta y el ejercicio en personas cuyo IMC es ≥30 kg/m^2, o >27 kg/m^2 si se asocia con comorbilidad relacionada con la obesidad.

Cirugía bariátrica: Sería la indicación ideal en pacientes con IMC ≥40 kg/m^2 o ≥35 kg/m^2 con comorbilidad relacionada con la obesidad.

Conducta por grupos

- **IMC ≥30 kg/m^2; o bien IMC ≥27 kg/m^2 con comorbilidad relacionada con la obesidad:**

Cambios dietéticos más incremento de actividad física, terapia psicológica complementaria y farmacoterapia adyuvante.

- **IMC ≥40 kg/m2; o bien el IMC ≥35 kg/m² con comorbilidades significativas y los intentos dietéticos para controlar el peso han sido ineficaces**:

Terapia quirúrgica.

Complicaciones

- **Probabilidad elevada**: Náuseas y vómitos relacionados con cirugía restrictiva, deficiencia vitamínica posquirúrgica y deficiencia proteica posquirúrgica.

- **Probabilidad media**: Atelectasia y neumonía posquirúrgica, absorción posquirúrgica disminuida de fármacos, complicaciones relacionadas con el embarazo, síndrome coronario agudo, diabetes mellitus tipo 2, hipercolesterolemia, hipertensión, hígado graso no alcohólico, síndrome metabólico, cáncer y mortalidad, por todas las causas.

Prevención

Primaria: moderación de la ingesta calórica, consumo de carbohidratos complejos, fibra, proteínas de alta calidad y aceites vegetales, y evitar grasas saturadas y trans, carbohidratos simples y alimentos procesados en general. Además, actividad física diaria.

Secundaria: El paciente debe adoptar un estilo de vida con alimentación y actividad física saludables.

Capítulo 4. Síndrome de resistencia a la insulina

Concepto

El síndrome de resistencia a la insulina, también conocido como "síndrome metabólico" o "síndrome X", está asociado con un defecto celular primario en la acción de la insulina (resistencia a la insulina) y un aumento compensatorio en la secreción de ésta. La combinación provoca una serie de cambios metabólicos y cardiovasculares que resultan en: diabetes tipo 2, obesidad, dislipidemia, enfermedad arterial coronaria e hipertensión arterial.
1

Criterios diagnósticos

<u>Definición del síndrome metabólico según la OMS[1,2]</u>

Corresponde a un conjunto de criterios de enfermedades o condiciones que presenta la persona: Diabetes o Intolerancia a la Glucosa (IGT), Alteración de la Glucosa en Ayunas (IFG) o Evaluación del Modelo de Homeóstasis de Resistencia a la la Insulina (HOMA-IR) y al menos dos de los siguientes:

Relación cintura-cadera>0,90 en hombres o>0,85 en mujeres.

Triglicéridos séricos ≥150 mg/dl o colesterol HDL <35 mg/dl en hombres y <39 mg/dl en mujeres

Tasa de excreción de albúmina urinaria>20 μg/min.

Presión arterial ≥140/90 mm/Hg.

<u>Definición del síndrome metabólico según la AACE2</u>

Presencia de al menos uno de los siguientes factores:

Diagnóstico de Enfermedad Cardiovascular (ECV), Síndrome de Ovario Poliquístico, hipertensión, Enfermedad No Alcohólica del Hígado Graso (NAFLD) o acantosis nigricans.

Antecedentes familiares de diabetes tipo 2, hipertensión o ECV.

Antecedentes de diabetes gestacional o intolerancia a la glucosa.

Etnia no caucásica.

Estilo de vida sedentario.

IMC>125,0 kg/m^2 y/o circunferencia de cintura>40 pulgadas en hombres y>35 en mujeres.

Edad>40 años; y al menos dos de los siguientes criterios:

Triglicéridos> 150 mg/dl.

Colesterol HDL <40 mg/dl en hombres y <50 mg/dl en mujeres.

Presión arterial> 130/85 mmHg.

Glucosa en ayunas 110-125 mg/dl o desafío posglucosa de 120 minutos 140-200 mg/dl (la diabetes está excluida).

Datos estadísticos y epidemiológicos

Se estima que 1 de cada 3 adultos estadounidenses tiene resistencia a la insulina. También este síndrome ha sido reconocido como un objetivo secundario de la reducción del riesgo de cardiopatía coronaria después dela reducción del colesterol LDL. 1,3

Factores de riesgo

Principales: 4,3

Sobrepeso: IMC 25 kg/m² o circunferencia de la cintura:>102 cm en hombres y>88 cm en mujeres.

Estilo de vida sedentario.

Edad>40 años.

Antecedentes familiares de DMNID, hipertensión o ECV.

Historia de intolerancia a la glucosa o diabetes gestacional.

Diagnóstico de hipertensión, TG /HDL-C o CHD.

Secundarios: 4

Etnia no caucásica.

Acantosis nigricans.

PCOS.

Causas más frecuentes

Las mismas establecidas en forma individual para la Diabetes tipo 2, la hipertensión arterial, las dislipidemias y la enfermedad arterial coronaria en forma individual, jugando un papel preponderante los factores de riesgo relacionados a la obesidad (estilo de vida sedentario, hábitos dietéticos inadecuados, etc).

Elementos de la fisiopatología1

El síndrome de resistencia a la insulina (IRS) o metabólico está asociado con un defecto celular primario en la acción de la insulina (resistencia a la insulina) y un aumento compensatorio en la secreción de ésta. Ambos defectos tienen un componente genético y un componente adquirido que incluye edad, obesidad, glucotoxicidad y lipotoxicidad.

Esta combinación causa una serie de cambios metabólicos y cardiovasculares que resultan en un síndrome caracterizado por diabetes tipo 2, obesidad, dislipidemia, enfermedad arterial coronaria e hipertensión.

Los defectos del receptor de insulina responsables de la resistencia a la insulina incluyen una actividad reducida de tirosina quinasa estimulada por insulina, una activación reducida de la fosforilación de tirosina del receptor de insulina y del IRS, y una disminución de la asociación de la proteína p85 y la actividad de fosfatidilinositol-3-quinasa con IRS.

La anomalía detectable más temprana en la diabetes tipo 2 es un deterioro en la capacidad del cuerpo para responder a la insulina, lo que es contrarrestado por un aumento compensatorio en la secreción de insulina (hiperinsulinemia) para mantener la tolerancia normal a la glucosa.

Cuando la concentración de glicemia en ayunas excede aproximadamente 140 mg/dL, no se puede mantener la elevada tasa de secreción de insulina, y la concentración de insulina en ayunas disminuye progresivamente, lo que resulta en una IGT alterada y, eventualmente, diabetes tipo 2 manifiesta.

Cuando las concentraciones de glucosa en plasma en ayunas superan los 180–200 mg/dL, las respuestas mixtas se reducen en términos absolutos, encontrándose que incluso que la concentración de insulina en plasma en ayunas sigue siendo elevada.

Diagnóstico:

Factores diagnósticos clave:

Obesidad.

Síntomas asociados a la diabetes mellitus.

Síntomas asociados a la hipertensión arterial.

Acantosis nigricans.

Otros factores diagnósticos:

Historia familiar de diabetes.

Historia familiar de hipertensión arterial.

Historia familiar de dislipidemias.

Exámenes diagnósticos

Glicemia. [>100 mg/dL]

PTO a la glucosa en ayuna. [alterado]

Colesterol total y fraccionado [HLD bajo, LDL y CT elevados]

Presión arterial.

Diagnósticos diferenciales

Prediabetes.

Diabetes autoinmune latente del adulto.

Diabetes monogénica.

Síndrome nefrótico.

Insuficiencia renal crónica.

Hipotiroidismo.

Opciones terapéuticas

La Asociación Americana de Diabetes (ADA) enfatiza que no es concluyente el vínculo causal entre la resistencia a la insulina y los componentes del síndrome. Sin embargo, el tratamiento de la resistencia a la insulina implica cambios en el estilo de vida de los que todos pueden beneficiarse. 3

Hábitos dietéticos y control del peso. Limitar ingesta de calorías para alcanzar peso ideal. La combinación óptima de nutrientes depende del estado renal, niveles de lípidos alcanzados, IMC y nivel de control glucémico, entre otros.

Ejercicio y sueño. Actividad física moderada según sea tolerada para mejorar control glucémico, ayudar a mantener el peso y reducir riesgo cardiovascular, y evaluación de la duración y calidad del sueño.

Gestión del riesgo cardiovascular:

Control de la presión sanguínea. PA <140/90 mm Hg.

Dejar el vicio de fumar.

Terapia antiplaquetaria. Profilaxis con aspirina.

Manejo de las hiperlipidemias. Estatinas a dosis altas, independiente de los valores de lípidos de referencia.

Farmacoterapia antihiperglucemiante. Metformina es el tratamiento de elección desde el momento del diagnóstico en ausencia de contraindicaciones.

Conducta por grupos

Las mismas que serán señaladas en detalle en el apartado del mismo nombre en el capítulo5: Diabetes mellitus tipo 2.

Complicaciones

Presentación elevada de cáncer de mama y colorrectal. 2

Síndrome de ovario poliquístico. 4

Pseudoacromegalia. 4

Prevención

La prevención agresiva de la obesidad en todos los grupos de edad previene potencialmente al menos 80% de diabetes tipo 2, y contribuye de forma adicional a evitar la progresión del síndrome metabólico.

Los cambios en el estilo de vida sedentario y en los hábitos alimenticios son la base fundamental de la prevención, así como el control adecuado de la diabetes, la hipertensión o las dislipidemias, si ya están presentes.

Capítulo 5. Diabetes mellitus tipo 2

Concepto

Trastorno progresivo definido por déficits en la secreción y acción de la insulina que conducen a metabolismo anormal de la glucosa y trastornos metabólicos relacionados.

Criterios diagnósticos

Una de las 4 pruebas puede usarse para establecer diagnóstico:

Glucosa plasmática en ayunas ≥100 mg/dL.

Glucosa plasmática aleatoria ≥200 mg/dL con síntomas.

Prueba de tolerancia oral a la glucosa ≥200 mg/dL.

HbA1c ≥6.5%.

Todas requieren confirmación con una segunda prueba positiva, preferiblemente la misma, pero son aceptables niveles de diagnóstico de 2 criterios diferentes.

Datos estadísticos y epidemiológicos

Representa más del 90% de todos los casos de diabetes, y el inicio clínico suele ir precedido de muchos años de resistencia a la insulina e hiperinsulinemia.

Estos pacientes tienen riesgo muy alto de sobrepeso u obesidad (80%-90%), dislipidemias (>90%) e hipertensión (70%). Así mismo, hasta el doble de probabilidades de morir de un EVC o IM comparados con los no diabéticos, y probabilidad >40 veces de morir por complicaciones macrovasculares que por complicaciones microvasculares.

Factores de riesgo

Fuertes:

Edad avanzada.

Sobrepeso/obesidad.

Diabetes gestacional.

Prediabetes.

Historia familiar de diabetes tipo 2.

Inactividad física.

Síndrome de ovario poliquístico.

Hipertensión arterial.

Dislipidemia.

Enfermedad cardiovascular.

Causas más frecuentes

A menudo presenta predisposición genética y se caracteriza por resistencia a la insulina y deficiencia relativa de insulina. La resistencia a la insulina se agrava por el envejecimiento, la inactividad física y el sobrepeso u obesidad, afectando principalmente al hígado, músculos y adipocitos. Se caracteriza por trastornos complejos en los receptores celulares, la función intracelular de la glucosa quinasa y otros procesos metabólicos intracelulares.

Elementos de la fisiopatología

El mecanismo preciso por el cual el estado metabólico de la diabetes conduce a complicaciones micro y macrovasculares solo se comprende parcialmente, pero probablemente involucre tanto la presión arterial como la glucosa no controladas, aumentando el riesgo de complicaciones las anormalidades de los lípidos y el consumo de tabaco.

Diagnóstico:

Factores diagnósticos clave:

Asintomática.

Infecciones por Cándida.

Infecciones de piel.

Infecciones del tracto urinario.

Otros factores diagnósticos:

Fatiga.

Visión borrosa.

Polidipsia.

Polifagia.

Poliuria.

Parestesias.

Nocturia.

Pérdida de peso no intencional.

Acantosis nigricans.

Exámenes diagnósticos

HbA1c ≥ 6,5%

Glucosa plasmática en ayunas ≥100 mg/dL.

Glucosa plasmática aleatoria ≥200 mg / dL.

Prueba de tolerancia oral a la glucosa ≥200 mg / dL.

Otros exámenes incluyen:

Perfil lipídico en ayunas.

Cetonas en orina.

Péptido C aleatorio (>1 nanomol/L).

Excreción de albúmina en orina.

Creatinina sérica y TFG estimada.

ECG.

Índice tobillo-brazo (ABI) (≤0.9 es anormal).

Examen retiniano.

Diagnósticos diferenciales

Prediabetes.

Diabetes mellitus tipo 1.

Diabetes autoinmune latente del adulto.

Diabetes monogénica.

Diabetes propensa a la cetosis.

Diabetes gestacional.

Opciones terapéuticas

La piedra angular de la terapia es un programa de autocontrol personalizado. La educación y el apoyo ayudan a implementar el autocuidado y mantener los cambios en el estilo de vida de forma continua.

Gestión del riesgo cardiovascular:

Presión sanguínea. ADA 2018 recomienda PA <140/90 mm Hg.

Lípidos. Agregar estatinas a dosis altas, independiente de los valores de lípidos de referencia.

Dejar de fumar.

Terapia antiplaquetaria. ADA recomienda profilaxis con aspirina.

Dieta. Limitar ingesta de calorías para alcanzar peso ideal. La combinación óptima de nutrientes depende del estado renal, niveles de lípidos alcanzados, IMC y nivel de control glucémico, entre otros factores.

Ejercicio y dormir. Actividad física moderada según sea tolerada para mejorar control glucémico, ayudar a mantener el peso y reducir riesgo cardiovascular, y evaluación de la duración y calidad del sueño.

Farmacoterapia antihiperglucemiante. Metformina es el tratamiento de elección desde el momento del diagnóstico en ausencia de contraindicaciones. Personas que no pueden tomar metformina pueden usar agente alternativo sin insulina o iniciar tratamiento con insulina.

Conducta por grupos

No embarazada, en el momento del diagnóstico: Cambios en el estilo de vida + Manejo de la glicemia + Manejo de la presión arterial + Manejo de los lípidos + Terapia antiplaquetaria.

No embarazada con hiperglucemia marcada: glucosa sérica ≥300 mg/dL o HbA1c ≥10% o sintomática: Insulina basal en bolo + reducción de riesgo cardiovascular / medidas de estilo de vida + Metformina.

No embarazada con hiperglucemia marcada: glucosa sérica <300 mg/dL o HbA1c <10%:

HbA1c por encima del objetivo en el diagnóstico: metformina + reducción del riesgo cardiovascular / medidas de estilo de vida.

HbA1c por encima del objetivo de la metformina: Inhibidor del cotransportador de sodio-glucosa 2 (SGLT2), o Agonista del péptido similar al glucagón 1 (GLP-1), o Inhibidor de la dipeptidil peptidasa-4 (DPP-4), o secretagogo de insulina agregados a la metformina continua + reducción del riesgo cardiovascular / medidas de estilo de vida.

HbA1c por encima del objetivo de la metformina + Insulina basal o segundo agente no insulínico: Régimen aumentado individualizado o Insulina basal en bolo + reducción del riesgo cardiovascular / medidas de estilo de vida.

Embarazada: dieta + Insulina basal en bolo.

Complicaciones

Enfermedad cardiovascular.

Insuficiencia cardíaca congestiva.

Enfermedad vascular cerebral.

Infecciones.

Enfermedad periodontal.

Hipoglicemia relacionada al tratamiento.

Depresión.

Apnea obstructiva del sueño.

Cetoacidosis diabética.

Estado hiperosmolar no cetósico.

Neuropatía periférica o autonómica.

Enfermedad renal diabética.

Ceguera.

Amputación.

Prevención

La prevención agresiva de la obesidad en todos los grupos de edad previene potencialmente al menos 80% de diabetes tipo 2. La progresión a diabetes a partir de estados prediabéticos puede reducirse en 50% a través de una pérdida de peso moderada (7% del peso corporal) mediante dieta y actividad física regular. Se ha demostrado que varios agentes farmacológicos, incluidos la metformina, inhibidores de la alfa-glucosidasa, orlistat, agonistas del receptor del péptido 1 similar al glucagón (GLP-1) y las tiazolidinedionas, reducen la progresión de prediabetes a diabetes.

Capítulo 6. Diabetes gestacional

Concepto

Diabetes diagnosticada en segundo o tercer trimestre del embarazo que no es diabetes manifiesta.

Clasificación

No hay clasificación formal. La única existente es la de Priscila White, de 1949, que reviste solo interés histórico, más no clínico.

Datos estadísticos y epidemiológicos

La incidencia mundial varía de 3,7% a 8,5%, según el grupo étnico considerado. El aumento de la obesidad, la disminución de la actividad física y el avance de la edad materna son factores contribuyentes potenciales.

Factores de riesgo

Principales:

Edad materna avanzada (>40 años).

IMC elevado.

Fumar.

Síndrome de ovario poliquístico.

Historia familiar de diabetes mellitus tipo 2.

Dieta baja en fibra y alto índice glicémico.

DMG previa.

Secundarios:

Inactividad física.

Causas más frecuentes

Durante el embarazo, la resistencia a la acción de la insulina aumenta. Las mujeres que desarrollan DMG tienen deficiencias en la respuesta de las células beta pancreáticas, que lleva a insuficiente secreción de insulina para compensar el aumento de la demanda.

Elementos de la fisiopatología

El TNF-alfa y el lactógeno placentario producidos por la placenta desempeñan un papel clave en la inducción de la resistencia a la insulina materna, siendo más marcado en el tercer trimestre.

En la DMG el déficit en la función de las células beta es multifactorial y poligenético. La hiperglucemia tardía se asocia con macrosomía y con resultados maternos adversos (hipertensión gestacional, preeclampsia y parto por cesárea).

Diagnóstico:

Factores diagnósticos clave:

IMC elevado.

Macrosomía fetal.

Otros factores diagnósticos:

Poliuria.

Polidipsia.

Exámenes diagnósticos

Opción de prueba de un solo paso: **Prueba de tolerancia oral a la glucosa de 75 gramos**. Nivel de glucosa: ≥92 mg/dL (≥5.1 mmol/L) en ayunas; o ≥180 mg/dL (≥10.0 mmol/L) a 1 hora; o ≥153 mg/dL (≥8.5 mmol/L) a las 2 horas.

Opción de prueba en dos pasos: **Prueba de carga de glucosa de 50 gramos en 1 hora, seguida de 100 gramos en 3 horas**. Anormal.

Otros: Glucosa plasmática en ayunas: ≥126 mg/dL (≥7.0 mmol/L); Glucosa plasmática aleatoria: ≥200 mg/dL (≥11.1 mmol/L).

Diagnósticos diferenciales

Diabetes mellitus tipo 1.

Diabetes mellitus tipo 2.

Opciones terapéuticas

El objetivo principal es un buen control glucémico durante el embarazo para evitar la macrosomía con los riesgos que conlleva y reducir el riesgo de preeclampsia.

Monitoreo de glucosa. La vigilancia debe centrarse especialmente en los niveles de glucosa postprandial.

Dieta y ejercicio. La mayoría son tratadas adecuadamente solo con dieta. Deben elegirse carbohidratos de fuentes de bajo índice glucémico y proteínas magras. Las necesidades calóricas están determinadas por el peso corporal ideal antes del embarazo. ADA recomienda ejercicio de intensidad moderada.

Terapia de insulina. El inicio de insulina es apropiado en hiperglucemia severa (glucemia en ayunas >105 mg/dL o valores postprandiales >200 mg/dL) y debe iniciarse al momento del diagnóstico.

Monitoreo fetal anteparto. Se recomienda control del movimiento fetal a partir de las 32-34 semanas de gestación y ecografía para descartar anomalías fetales congénitas. Las estimaciones ecográficas del peso fetal pueden ser útiles para planificar la vía de parto, especialmente en mujeres con IMC alto.

Parto. La cesárea se puede ofrecer a mujeres con peso fetal estimado >4500 gr. Monitoreo glucémico intraparto es recomendable en mujeres con DMG que requieren insulina. Inmediatamente después del parto de la placenta, se produce una gran reducción del requerimiento de insulina, y esto debe anticiparse para evitar hipoglucemia.

Conducta por grupos

Embarazada: Dieta, ejercicio + monitoreo de glucosa.

No controlada con terapia dietética o hiperglucemia inicial marcada: adicionar insulinoterapia.

32-24 semanas de gestación: adicionar monitoreo fetal anteparto.

Parto: control de glicemia intraparto.

Complicaciones

Hipertensión materna.

Cesárea.

Macrosomía fetal.

Hipoglicemia neonatal.

Policitemia neonatal.

Hipoglicemia relacionada a la insulina.

Diabetes gestacional recurrente.

Diabetes tipo 2.

Ictericia neonatal.

Hipocalcemia neonatal.

Trauma perinatal.

Muerte neonatal.

Prevención

Primaria: No se ha demostrado que medidas dietéticas específicas prevengan la DMG en pacientes de alto riesgo. En embarazadas con sobrepeso u obesas, la atención prenatal multidisciplinaria y las intervenciones generales en la dieta y estilo de vida reducen la incidencia de DMG y la cantidad de aumento de peso materno durante el embarazo.

Secundaria: Las mujeres con alteración de la glucosa en ayuna o deficiencia de tolerancia a la glucosa después del parto deben recibir terapia nutricional médica y comenzar un programa de ejercicios para reducir el riesgo de desarrollar diabetes. La DMG es considerada un factor de riesgo cardiovascular por la American Heart Association.

Capítulo 7. Complicaciones agudas de la diabetes

Concepto

Son aquel grupo de complicaciones que se pueden presentar en forma aguda en cualquier persona que padezca de diabetes mellitus, pudiendo ser la forma de primera presentación o "debut". Según la severidad, pueden comprometer la vida.

Clasificación

Se puede dividir en cuatro tipos de complicaciones agudas:

Cetoacidosis Diabética (CAD): definida como la presencia de hiperglicemia >250 mg/dL, pH venoso <7,3 y/o bicarbonato <15 mmol/L, y niveles de cetonas moderados a severos en orina o sangre. 5,6

Estado Hiperosmolar hiperglicémico (EHH): definido como la elevación extrema de la glucosa en sangre>600 mg/dL (>33,30 mmol/L) y osmolalidad sérica>320 mOsm/kg en ausencia de cetosis y acidosis significativas. 5,6

Acidosis Láctica (AL): definida como la elevación del ácido láctico superior a 5,0 mEq/L cpm acidosis (pH <7,3) y sin cetoacidosis. 5

Hipoglicemia: definida como todoepisodio donde se produzca una concentración anormalmente baja de glucosa en plasma que exponga al individuo a un daño potencial. Todos los episodios de una concentración anormalmente baja de glucosa en plasma que exponen al individuo a un daño potencial. 5,6,7 La AAD define 5 niveles de hipoglicemia:

Hipoglicemia severa: todo episodio que conduzca a neuroglicopenia y convulsiones o coma, ameritando la asistencia de un tercero para la administración activa de carbohidratos.

Hipoglicemia sintomática documentada: presencia de síntomas típicos de hipoglicemia y glucosa plasmática ≤70 mg/dL.

Hipoglicemia asintomática: concentración de glucosa plasmática ≤70 mg/dL, pero sin síntomas típicos de hipoglicemia.

Hipoglicemia sintomática probable: un evento durante el cual los síntomas de hipoglicemia no son acompañados por la determinación de la glicemia.

Hipoglicemia relativa: la persona con diabetes reporta cualquier síntoma de hipoglicemia y lo interpreta como tal, pero la glicemia es >70 mg/dL. 5

Datos estadísticos y epidemiológicos

La incidencia de CAD en niños y adolescentes con diabetes tipo 1 varía de 1-12 episodios por 100 personas y ésta aumenta significativamente con la edad en las mujeres, pero no en los hombres. No hay datos comparables basados en la población para adultos. La tasa de mortalidad por CAD varía de 8,4 a 12,9 por 100.000 habitantes, y ésta es 2,5 veces mayor en <18 años comparados con aquellos >65 años. 5,6,7

La incidencia de EHH es desconocida con exactitud, estimándose que es menor que la de la CAD. Puede ocurrir a cualquier edad, pero es más común en ancianos que tienen comorbilidades adicionales, observándose que las infecciones, la enfermedad cardiovascular y el cáncer elevan la mortalidad asociada a EHH, en comparación con CAD. La tasa de mortalidad en adultosvaría del 5% al 25%, incrementándose a medida que aumenta la edad. En 18 años, se estima que es de 2,7% de los hospitalizados con EHH. 5,6

Se desconoce con precisión la incidencia de AL pues los datos son muy variables y disgregados. Se sabe que ocurre de preferencia en mujeres >45 años. Las tasas de mortalidad son imprecisas también, asociadas al edema cerebral y el rápido deterioro neurológico que produce, siendo mayores mientras más altos son los niveles de ácido láctico. 5

En pacientes con diabetes tipo 1 se desconoce la incidencia de la hipoglicemia, conociéndose que los episodios son más frecuentes en pacientes tratados con insulina. Los pacientes con diabetes tipo 2 tratados con dieta y ejercicio no sufren de hipoglicemia severa y ésta ocurre raramente en pacientes tratados con hipoglicemiantes orales. La hipoglicemia causa el 5,8% de las hospitalizaciones de pacientes diabético; sin embargo, se desconoce también la tasa de mortalidad asociada a la misma. 5,6,7

Factores de riesgo

Principales:

Para CAD, edad <18 años; <2 años triplican el riesgo de CAD. Además, la omisión de dosis de insulina y las infecciones de cualquier tipo. 5

Para EHH, los procesos infecciosos, EVC, abuso de alcohol, traumatismos, pancreatitis y uso de fármacos que afecten el metabolismo de los CHO. 5

Para AL, factores de determinen oxigenación deficiente: hipoxemia, shock, sepsis y envenenamiento por CO. 5

Para Hipoglicemia, edad <18 años, sexo masculino y mayor duración de la diabetes. 5

Secundarios:

Para CAD, el nivel socioeconómico bajo, bajo ingreso familiar, y la escasa educación de los padres. 5

Para EHH, el sexo femenino. 5

Para AL, el uso de algunos medicamentos (fenformina, metformina). 5

Para Hipoglicemia, control glicémico agresivo en pacientes con diabetes tipo 2. 5

Elementos de la fisiopatología

La CAD es causada por niveles muy bajos de insulina circulante efectiva y aumento concomitante de las hormonas contrarreguladoras (glucagón, catecolaminas, cortisol y hormona del crecimiento), lo que conduce a cambios catabólicos en el metabolismo de los CHO, grasas y proteínas. Se altera la utilización de glucosa y aumenta de la producción de glucosa en hígado y riñones. La lipólisis conduce a mayor producción de cetonas, cetonemia y acidosis metabólica, exagerada por las pérdidas continuas de líquidos y electrolitos. 5,6

En el caso del EHH, el mecanismo subyacente es la disminución de la acción efectiva de la insulina junto con elevación concomitante de las hormonas contrarreguladoras lo que conducen a un aumento de la producción de glucosa hepática y renal, a utilización deficiente de la glucosa en los tejidos periféricos, hiperglicemia y cambios paralelos en la osmolalidad del espacio extracelular. 5,6

En el caso de la AL, la falta de concentración adecuada de oxígeno conduce a un incremento en la producción de ácido láctico en ausencia de cetosis.

En cuanto a la Hipoglicemia, la pérdida de comidas, el error involuntario de dosificación de insulina y/o la rápida absorción de insulina debido a inyección intramuscularson causas comunes de hipoglucemia en pacientes tratados con insulina. La sobredosis de insulina reduce la producción de glucosa hepática. La actividad física aumenta la utilización de glucosa y puede provocar hipoglucemia, si no se combina con reducción de la dosis y aumento de la ingesta de CHO. Los hipoglucemiantes orales pueden causar hipoglucemia al disminuir la producción de glucosa hepática o al aumentar los niveles de insulina. 5,6

Diagnóstico:

Factores diagnósticos clave:

Aliento con olor a manazas podridas (en CAD).

Alteración variable del estado de conciencia, con o sin convulsiones.

Síntomas de hipoglicemia, con o sin pérdida del estado de conciencia.

Otros factores diagnósticos:

Diabetes tipo 1 y edad <18 años.

Presencia de infecciones.

Exámenes diagnósticos

Glicemia (central y/o capilar) y Gases arteriales y/o venosos.

Diagnósticos diferenciales

Se deberá establecer diagnóstico diferencial entre ellas.

Opciones terapéuticas

En CAD, el objetivo de la terapia es corregir la deshidratación restaurando el volumen de líquido intra y extracelular y corregir los desequilibrios electrolíticos, la hiperglucemia y la acidosis. La recomendación pediátrica para la expansión del volumen inicial es una infusión intravenosa lenta de 10-20 ml/kg de solución salina normal (0,9%) durante las primeras 1-2 horas. El reemplazo posterior se hará con solución salina 0,45% o 0,9%. Para corregir la cetoacidosis, se necesita una administración de insulina IV continua de "dosis baja" como un goteo regular de insulina a una dosis de 0,1 unds/kg por hora o incluso dosis más bajas. 5,6

En adultos, en ausencia de compromiso cardíaco, la solución salina isotónica se administra a razón de 15-20 ml/kg por hora. El reemplazo posterior depende del estado hemodinámico, niveles de electrolitos y el gasto urinario. Se recomienda la administración de una dosis intravenosa inicial de insulina regular (0,1 unidades/kg) seguida de la infusión de 0,1 unidades/kg por hora. 5,6

En EHH, se requerirá la hospitalización. En casos no complicados por afecciones subyacentes, las modalidades de tratamiento son similares a las de la CAD. 5,6

En AL, el único tratamiento efectivo para LA es el cese de la producción de ácido láctico mediante la mejora de la oxigenación de los tejidos. El tratamiento de afecciones subyacentes, como shock o infarto de miocardio, incluye la restauración del volumen de líquido, la mejora de la función cardíaca, la mejora de la sepsis y la corrección de la hiperglucemia. 5

En Hipoglicemia, el objetivo es elevarrápidamente la glicemia aproximadamente en 55-70 mg/dLadministrando tabletas de glucosa o líquidos dulces, inyección de glucagón en pacientes inconscientes o infusión de dextrosa. 5,6

Complicaciones

Acidosis metabólica hiperclorémica.

SDRA.

Convulsiones.

Trombosis vascular.

Coma.

Muerte. 6

Prevención

La educación en cuanto a la administración correcta de la insulina, el cuidado de adecuados hábitos alimenticios y de ejercicios, así como el conocimiento de los síntomas de hiper y/o hipoglicemia, y la actuación inmediata a desarrollar en cada caso, son la base de la prevención de las complicaciones agudas. 6,7

Capítulo 8. Complicaciones crónicas de la diabetes

Concepto

Son aquel grupo de complicaciones que se pueden presentar en forma crónica en cualquier persona que padezca de diabetes mellitus de larga data, producto de las alteraciones macro y/o microvasculares que la misma induce.

Clasificación

No hay clasificación formal y lo que sigue es un resumen de las complicaciones crónicas de la diabetes a modo de clasificación: 7,8

Complicaciones Clásicas:

Complicaciones Macrovasculares:

Enfermedad arterial coronaria diabética.

Complicaciones Microvasculares:

Nefropatía diabética.

Retinopatía diabética.

Neuropatía Diabética:

Neuropatía periférica.

Neuropatía autonómica:

Disfunción gastrointestinal.

Disfunción eréctil.

Pie Diabético o Pie Neuropático.

Complicaciones No Clásicas:

Enfermedad Periodontal.

Enfermedad Ósea Diabética.

Desórdenes de Piel.

Estaremos analizando el tema en base a las 5 alteraciones más comunes: Ateroesclerosis, Retinopatía, Nefropatía, Neuropatía y Pie diabético.

Datos estadísticos y epidemiológicos

La ateroesclerosis es la complicación más común, provocando enfermedad arterial coronaria de incidencia cuatro veces más alta en comparación con la población sin diabetes, y tres veces más enfermedad vascular cerebral e infarto de miocardio. Predomina en pacientes con diabetes tipo 2. 7

La retinopatía es más frecuente en pacientes con diabetes tipo 1 de larga data (<20 años de evolución), alcanzando al 75% de éstos y hasta al 60% de los pacientes con diabetes tipo 2 de inicio temprano. La pérdida de la visión que ocurre se debe a edema macular, glaucoma de ángulo abierto o cataratas, en orden de frecuencia, los cuales son más comunes en las personas con diabetes que en la población general. 7

La nefropatía es la principal causa de muertes en pacientes diabéticos, observándose una frecuencia 17 veces mayor de enfermedad en renal en diabéticos, en comparación con la población no diabética. El riesgo acumulativo de neforpatía diabética es de 30-40% después de 25 años para pacientes con diabetes tipo 1 y <15% para aquellos con diabetes tipo 2. 7

La forma más común de neuropatía es la polineuropatía sensomotora distal simétrica. La neuropatía es la complicación microvascular más común de la vetestes. La morbilidad asociada con ésta incluye: infecciones recurrentes y ulceración de los pies, impotencia en hombres y muerte súbita por neuropatía autonómica. 7

El pie diabético es causa del 50% de las amputaciones no traumáticas, haciendo que la incidencia de amputación sea 15 veces mayor en pacientes diabéticos que en la población general. 7

Factores de riesgo

Principales:

Inicio temprano de la diabetes.

Edad avanzada.

Sobrepeso/obesidad.

Inactividad física.

Hipertensión arterial.

Dislipidemia.

Enfermedad cardiovascular.

Secundarios:

Historia familiar de diabetes.

Elementos de la fisiopatología

Las complicaciones asociadas con la hiperglicemia deterioran el metabolismo de los carbohidratos, las grasas, las proteínas y los electrolitos, todo lo cual puede alterar el sistema vascular. Muchas células capilares endoteliales se dañan en estas condiciones, incluidas las de la retina, el glomérulo renal y los nervios centrales y periféricos, debido a la acumulación excesiva de glucosa dañina en estas células. Los mecanismos críticos involucrados en el desarrollo de complicaciones diabéticas son inducidos principalmente por la hiperglicemia crónica, el catabolismo lipídico deteriorado, la producción exagerada de especies reactivas de oxígeno y un sistema de protección antioxidante reducido, que conducen a resistencia a la insulina y aumento del daño de las células beta en el páncreas. 8

La hiperglicemia (HG) es la principal manifestación de la diabetes. La lesión de las células endoteliales vasculares es inducida por los niveles plasmáticos elevados de glucosa, algunas proteínas aterogénicas (como el MGO), los lípidos alterados y factores inflamatorios. La excesiva producción de radicales libres inducirá vasoconstricción con peroxidación lipídica acelerada y recciones inflamatorias que finalmente producen ateroesclerosis y con ésta las alteraciones macro y mucrovasculares que se suceden posteriormente. 7,8

La nefropatía diabética está asociada a alteración de la barrera celular endotelial glomerular y en la membrana basal glomerular. Progresivamente, y aunado a la progresión del estrés oxidativo, se produce la disfunción renal. 7,8

La retinopatía es inducida por la hiperglicemia continua a través de la estimulación de la proteinquinasa-C (PKC). Al adicionarse el estrés oxidativo crónico, se estimulan ciertos factores de crecimiento apoptóticos que contribuyen a la formación de cataratas. Todos estos factores producen finalmente daño en la retina, lo que conduce a la ceguera en estos pacientes. 7,8

La neuropatía es producida por acción de la HG continua y crónica, la cual produce lesión directa sobre las vías motoras y sensoriales, así como disfunción del sistema nervioso autonómico. 7,8

Diagnóstico:

Factores diagnósticos clave:

Los mismos ya vistos en el capítulo 5.

Otros factores diagnósticos:

Los mismos ya vistos en el capítulo 5.

Exámenes diagnósticos

Los mismos ya vistos en el capítulo 5.

Diagnósticos diferenciales

Los mismos ya vistos en el capítulo 5.

Opciones terapéuticas

Se deberán aplicar las mismas opciones terapéuticas vistas en el capítulo 5.

Adicionalmente, se deberá instaurar el tratamiento propio de cada patología al momento de su presentación, en especial de las infecciones, recordando que el paciente diabético debe ser afrontado como una persona inmunosuprimida, por lo que es fundamental la terapia agresiva de inicio temprano.

Conducta por grupos

Las mismas ya vistas en el capítulo 5.

Complicaciones

Ceguera.

Insuficiencia renal crónica.

Enfermedad vascular cerebral.

Infarto de miocardio.

Amputaciones no traumáticas.

Impotencia sexual.

Prevención

Es la base fundamental del manejo de los pacientes con diabetes.

Para prevenir la retinopatía y la pérdida visual, se recomienda lo siguiente: promoción de un buen control glucémico, control de la presión arterial, detección y tratamiento de cataratas, y detección y tratamiento del glaucoma en una etapa temprana. 7

Se necesita un control estricto de la presión arterial y un control glucémico en pacientes con riesgo de desarrollar nefropatía diabética. El tratamiento vigoroso de la nefropatía clínica puede retrasar el desarrollo de la enfermedad renal en etapa terminal. 7

La prioridad más alta en la actualidad es la educación de los pacientes y sus médicos sobre el potencial para la detección y el tratamiento de la neuropatía temprana, así como el control glicémico estricto. 7

Nuevamente, la educación es la contribución más importante a la prevención de las lesiones del pie en la diabetes. El primer objetivo debe ser aumentar el conocimiento de todos los que atienden a pacientes diabéticos sobre los peligros inherentes al desarrollo de lesiones de pie diabético y las diferentes habilidades necesarias para examinar los pies y tratar las lesiones. 7

Parte II. Tiroides, paratiroides y calcio

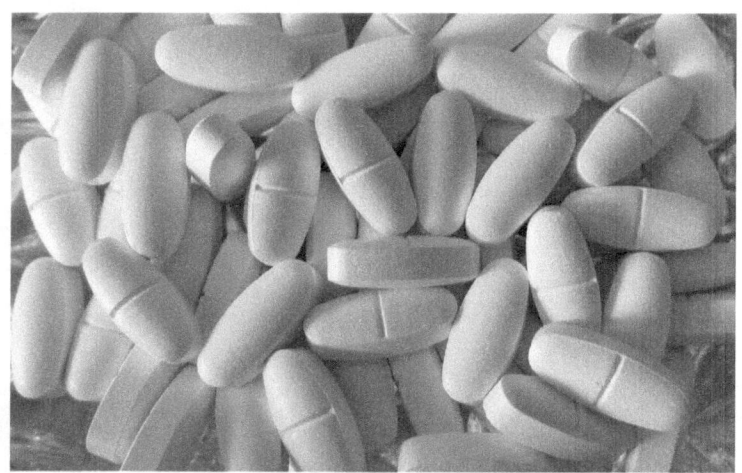

Capítulo 9. Tiroiditis

Concepto

La tiroiditis es un grupo de trastornos inflamatorios tiroideos. La presentación clínica de diferentes tipos de tiroiditis es diversa, variando de hiper a hipotiroidismo durante el curso natural de la enfermedad. El manejo de diferentes tiroiditis depende de una comprensión clara de la historia natural de la enfermedad y su presentación. 9,10

Clasificación

Clasificación según su Evolución: 10

<u>Aguda</u>:

- Infecciosa:

Bacteriana: estafilococos, estreptococos y enterobacterias.

Fúngica: aspergillus, candida, histoplasma, pneumocystis.

Tiroiditis por radiación (terapia con I-131).

Droga: tiroiditis inducida por Amiodarona.

<u>Subaguda</u>:

- Infecciosa:

Tiroiditis viral (o granulomatosa).

Infección micobacteriana.

Tiroiditis silenciosa (incluida la tiroiditis posparto).

<u>Crónica</u>:

Autoinmune: tiroiditis focal, tiroiditis de Hashimoto, tiroiditis atrófica.

Tiroiditis de Reidel.

Infecciosa:

Parasitaria: equinococosis, cisticercosis.

Traumática: después de la palpación.

Clasificación Etiológica: 11

<u>Autoinmune</u>:

Tiroiditis linfocítica crónica (de Hashimoto).

Variante fibrótica de la tiroiditis de Hashimoto.

Tiroiditis atrófica (mixedema primario).

- Variantes de Tiroiditis Autoinmune:

Tiroiditis posparto.

Tiroiditis silenciosa o indolora.

Tiroiditis subaguda de Quervain.

Tiroiditis de Riedel fibrótica.

- No Inmune:

Tiroiditis infecciosa aguda.

Tiroiditis por radiación.

Tiroiditis inducida por trauma/palpación.

Sarcoidosis.

Vasculitis.

Tiroiditis necrotizante postoperatoria.

Tiroiditis inducida por fármacos.

Tiroiditis asociada a carcinoma.

Datos estadísticos y epidemiológicos

Las tiroiditis constituyen aproximadamente el 20% de todas las enfermedades de la tiroides y son causadas por múltiples factores. Las enfermedades autoinmunes representan las etiologías más comunes. Los autoanticuerpos tiroideos se pueden encontrar hasta en 10% de la población general, por lo que 1 de cada 100 individuos desarrollará una tiroiditis autoinmune manifiesta. 11

Con excepción de la enfermedad de Graves, la mayoría de las tiroiditis autoinmunes se presentan inicialmente con un estado hipertiroideo limitado, y luego regresan al eutiroidismo o caen definitivamente al hipotiroidismo permanente (subclínico o manifiesto). Por lo tanto, más del 90% de los casos de hipotiroidismo clínico son causados por una tiroiditis autoinmune. Por el contrario, alrededor del 1 al 10% de los casos de hipertiroidismo están relacionados con una tiroiditis. 11

Factores de riesgo

Principales: 10

Antecedentes familiares de enfermedad de Graves.

Expresión del antígeno 4 de linfocitos T citotóxicos (CTLA-4).

Bajo consumo de yodo en la dieta.

Infección reciente por viurs: Rubéola o Epstein-Barr.

Infección reciente por Yersinia.

Enfermedad preexistente: enfermedad tiroidea, anomalías congénitas.

Pacientes inmunocomprometidos.

Secundarios: 10

Sexo femenino.

Hábito de fumar.

Causas más frecuentes

Depende de la forma de presentación de la enfermedad: 10,11

Agudas: Infecciones bacterianas, fúngicas, micobacterianas y parasitarias.

Subagudas: Infección viral de las vías respiratorias superiores (parotiditis, virus coxsackie, influenza y adenovirus) o infección tuberculosa (rara).

Crónicas: de etiología autoinmune; comprende comprende la enfermedad de Graves, la tiroiditis de Hashimoto (bocio), la tiroiditis atrófica, la tiroiditis posparto, la tiroiditis silenciosa y la oftalmopatía asociada a la tiroides.

Diagnóstico:

Factores diagnósticos clave: 10

Presencia de bocio (doloroso o no).

Síntomas de hipotiroidismo.

Ocasionalmente, clínica de tirotoxicosis.

Otros factores diagnósticos: 10

Historia familiar de enfermedad tiroidea.

Sexo femenino.

Historia reciente de enfermedad infecciosa.

Exámenes diagnósticos 10

Hematología completa y VSG.

TSH, T3 y T4.

Anticuerpos tiroideos.

Ecosonograma tiroideo.

Doppler color.

Gammagrama tiroideo.

Biopsia por aspiración con aguja fina.

Diagnósticos diferenciales

Entre los diferentes tipos de tiroiditis.

Carcinoma de tiroides.

Infección de tejidos blandos del cuello.

Opciones terapéuticas

El enfoque terapéutico dependerá del tipo de tiroiditis y su etiología: 9,10

Agudas:

Antibioticoterapia a criterio médico, según sospecha o confirmación de agente etiológico.

Drenaje quirúrgico de absceso. Se considerará la necesidad de lobectomía.

Tiroidectomía en tirotoxicosis inducida por Amiodarona con arritmia intratable.

Subagudas:

Betabloqueantes (Propanolol) para manejo de los síntomas agudos de hipertiroidismo (tirotoxicosis).

Tiroxina (T4) sólo si los síntomas de hipotiroidismo son severos o de larga duración. No tiene indicación en tiroiditis granulomatosa subaguda.

Manejo del dolor con AINES.

Casos severos requerirán Prednisona durante 2 a 4 semanas.

Considerar tiroidectomía en tiroiditis subaguda de Quervain con dolor refractario al tratamiento médico.

Crónicas:

En tiroiditis de Hashimoto que cursa con hipotiroidismo se indicará tratamiento con Tiroxina (T4). También en pacientes con bocio, para reducir el tamaño de la tiroides.

En enfermedad de Graves se administrarán drogas antitiroideas (Carbimazol, Metimazol y Propiltiouracilo) y Propanolol, según necesidad.

Complicaciones

Hipotiroidismo permanente.

Depresión pastparto.

Bocio.

Capítulo 10. Hipotiroidismo

Concepto

Es un estado clínico resultante de una subproducción de las hormonas tiroideas T3 y T4, por falla de la glándula tiroides.

Clasificación

Se consideran cuatro formas:

- Hipotiroidismo primario (95%), una falla de la glándula tiroides para producir hormonas tiroideas.
- Hipotiroidismo secundario, subproducción de TSH por la glándula pituitaria.
- Hipotiroidismo subclínico, insuficiencia tiroidea generalmente asintomática, leve, con niveles normales de T4 y T3, y elevación mínima de TSH.
- Coma por mixedema, forma rara de hipotiroidismo con insuficiencia multiorgánica.

Datos estadísticos y epidemiológicos

Tiene mayor prevalencia en las mujeres y se incrementa con la edad. Tiene una incidencia de alrededor de 0,4% para los casos de hipotiroidismo primario y del 4% para los casos de hipotiroidismo subclínico.

Su principal causa es la deficiencia de yodo en la dieta, en especial en los países no desarrollados.

Factores de riesgo

Principales:

- Deficiencia de yodo.
- Sexo femenino.
- Mediana edad.
- Historia familiar de tiroiditis autoinmune.
- Desórdenes autoinmunes.
- Enfermedad de Graves.
- Tiroiditis postparto.
- Síndromes de Turner y Down.
- Hipertensión pulmonar primaria.
- Esclerosis múltiple.
- Radioterapia.
- Uso de amiodarona.
- Uso de litio.
- Secundarios
- Diabetes tipo 1.
- Enfermedad infiltrativa.
- Exceso de yodo.
- Trabajadores textiles.

Causas más frecuentes

La tiroiditis autoinmune (enfermedad de Hashimoto) es la causa más común, afectando a las mujeres 8-9 veces más que a los hombres con un poco de incidencia entre los 40-50 años.

Menos común es que sea causado por daño o destrucción de la tiroides por diversas condiciones patológicas, y mucho menos frecuente que sea ocasionado por algunos medicamentos. La tiroiditis linfocítica puede ocasionar hipotiroidismo primario en el 6% de las mujeres postparto.

Elementos de la fisiopatología

La T4 es producida en la tiroides y convertida en T3 en los órganos blanco, mediando así la acción principal de la hormona tiroidea. Por medio de un mecanismo de retroalimentación negativa, la falla de la tiroides para producir estas hormonas estimula a la pituitaria para incrementar la producción de TSH.

En la mayoría de las formas de hipotiroidismo primario, la tiroides se encuentra difusamente infiltrada con linfocitos. La tiroiditis autoinmune ocurre en síndromes de insuficiencia de múltiples órganos endocrinos tipo 1 y 2.

Los medicamentos que producen hipotiroidismo lo hacen por una variedad de mecanismos, siendo sus efectos más acentuados en individuos con tiroiditis autoinmune subyacente y usualmente reversibles al descontinuar el tratamiento.

Diagnóstico:

Otros factores diagnósticos:

Son diversos, y abarcan: debilidad, letargo, sensibilidad al frío, estreñimiento, ganancia de peso, depresión, irregularidad menstrual, mialgias, piel seca y gruesa, edema palpebral, lengua engrosada, edema facial, cabello grueso, bradicardia, voz grave, hipertensión diastólica con o sin presión de pulso reducida, relajación retardada de los reflejos tendinosos, bocio.

Exámenes diagnósticos

TSH sérica: elevada.

Otros: T4 sérica libre, colesterol sérico, hematología completa, glicemia en ayuno, CK sérica, sodio sérico y anticuerpos antiperoxidasa tiroidea.

Diagnósticos diferenciales

Hipotiroidismo central o secundario.

Depresión.

Demencia Alzheimer.

Anemia.

Opciones terapéuticas

Todos los pacientes con hipotiroidismo primario deben ser tratados. El objetivo del tratamiento es reducir los síntomas y prevenir las complicaciones a largo plazo. El tratamiento es con levotiroxina, se administra al establecer el diagnóstico y es de por vida.

El tratamiento está indicado en todo paciente sintomático con hipotiroidismo primario y muchos expertos recomiendan tratar los casos de hipotiroidismo subclínico (asintomático con T4 sérica libre normal) si la TSH está por encima de 10 mIU/L.

Conducta por grupos

Hipotiroidismo primario manifiesto confirmado:

Saludable, con edad <50-60 años: Levotiroxina.

Enfermedad arterial coronaria preexistente o edad> 60 años: Levotiroxina en dosis bajas.

Hipotiroidismo subclínico con TSH superior a 10 mIU/L: Levotiroxina en dosis bajas.

Complicaciones

Probabilidad media: Complicaciones en el embarazo.

Probabilidad baja: Angina, Hipotiroidismo resistente, Fibrilación auricular, Osteoporosis y Coma mixedematoso.

Prevención

En los países en desarrollo, la prevención de la deficiencia de yodo se hace a través de la yodación de la sal. En los países desarrollados, el hipotiroidismo primario se previene evitando el exceso de yodo y protegiendo así contra el desarrollo de tiroiditis autoinmune.

Capítulo 11. Hipertiroidismo

Concepto

Enfermedad autoinmune caracterizada por hipersecreción de hormonas tiroideas T3 y T4 y por la tríada: tirotoxicosis, bocio difuso y exoftalmos, y en ocasiones mixedema pretibial.

Clasificación

Según su etiopatogenia, se puede dividir en cuatro grupos:

TSH elevada:

Adenoma hipofisario productor de TSH.

Resistencia hipofisaria a las hormonas tiroideas.

Anticuerpos estimulantes del receptor de TSH:

Enfermedad de Graves-Basedow (EGB). *

Bocio multinodular tóxico (BMN-T) tipo B. *

Hashitoxicosis.

Basedow neonatal.

Tirotoxicosis en tiroiditis silente.

Tirotoxicosis en tiroiditis postparto.

Mutaciones puntuales del receptor de TSH:

Adenoma tiroideo tóxico (ATT). *

Algunos BMN tóxicos, tipo A.

Otros hipertiroidismos.

Datos estadísticos y epidemiológicos

La EGB es el hipertiroidismo más frecuente (70-80%), puede aparecer a cualquier edad predominando entre 30 y 50 años, con incidencia de 1/1000 por año y prevalencia femenina (3-5 veces mayor que en varones).

En el caso del ATT, predomina también en el sexo femenino (relación 6:1) y en mayores de 40 años; su incidencia aumenta con la deficiencia de yodo. El BMN-T es más frecuente en >50 años y en mujeres; cursa con más complicaciones locales y cardiacas que el ATT; responsable del 28% de fibrilaciones auriculares.

Factores de riesgo

Principales:

Historia familiar de enfermedad tiroidea autoinmune.

Género femenino.

Fumar.

Edad mayor de 40 años.

Deficiencia de yodo (ATT y BMN-T).

Irradiación de cabeza y cuello (BMN-T).

Secundarios:

EGB: Alta ingesta de yodo, Terapia con litio, Terapia con agentes biológicos y citoquinas y Estrés.

ATT: Historia familiar de nódulos tiroideos.

Causas más frecuentes

La EGB es una condición autoinmune cuya causa fundamental no está clara. La etiología es la estimulación de la tiroides por los anticuerpos del receptor de TSH. Es causada por una combinación de factores genéticos (80%) y ambientales (20%), teniendo un patrón hereditario complejo.

Los ATT son tumores monoclonales benignos que crecen y producen hormonas tiroideas independiente de la TSH que surgen por mutación en las células tiroideas que afectan más comúnmente al receptor de TSH. Factores genéticos y ambientales (como la deficiencia de yodo) influyen para que eventualmente se conviertan en nódulos autónomos.

En el BMN-T hay múltiples nódulos que funcionan de manera autónoma la mayoría de los cuales tienen mutaciones en la línea germinal de las células tiroideas que afectan al receptor de TSH. Generalmente existe un historial de bocio por deficiencia de yodo de larga data.

Elementos de la fisiopatología

La EGB forma parte del espectro de la enfermedad tiroidea autoinmune. Las células foliculares tiroideas, en respuesta al interferón gamma producido por las células T infiltrantes, expresan moléculas HLA de clase II lo que permite la presentación del receptor de TSH a las células T activadas y el inicio de la cascada autoinmune. Los anticuerpos contra el receptor de la TSH causan hiperproducción de hormona tiroidea, y la hipertrofia e hiperplasia tiroidea de las células foliculares. Las citoquinas producidas por las células T desempeñan un rol importante en la patogenia de las manifestaciones extratiroideas (orbitopatía, dermopatía y acropaquia).

En el ATT, el aumento de los niveles de AMPc causa el crecimiento y exceso de función de los tirocitos, lo que finalmente lleva al hipertiroidismo.

En el BMN-T, se produce igualmente el crecimiento y exceso de función de los tirocitos. Otros mecanismos pueden participar en el desarrollo de nódulos tiroideos hiperfuncionantes.

Diagnóstico:

Factores diagnósticos clave:

En EGB: historia familiar de enfermedad tiroidea autoinmune, consumo de tabaco, intolerancia al calor, sudoración, palpitaciones, temblor, pérdida de peso, taquicardia, bocio difuso y orbitopatía.

En ATT: nódulo tiroideo palpable y edad entre 20-40 años.

En BMN-T: el bocio.

Otros factores diagnósticos:

En EGB: irritabilidad, presión de pulso ampliada, soplo cardíaco, piel húmeda y aterciopelada, y caída del cabello.

En ATT y BMN-T: hiperfagia, pérdida de peso, sudoración e intolerancia al calor, nerviosismo, palpitaciones, oligomenorrea, taquicardia y temblores.

Exámenes diagnósticos

TSH (suprimida)

T3 y T4 séricas libres (elevadas).

En ATT y BMN-T: ecografía tiroidea y gammagrama tiroideo.

Diagnósticos diferenciales

- **EGB**: Hipertiroidismo gestacional, Tiroiditis subaguda (granulomatosa o de Quervain), Hipertiroidismo inducido por yodo. Adenoma hipofisario productor de TSH, Resistencia a la hormona tiroidea, Afecciones inflamatorias de los ojos/miastenia gravis e Ingesta facticia de hormona tiroidea (tirotoxicosis facticia).
- **ATT**: Fase tirotóxica de la tiroiditis linfocítica indolora, Fase tirotóxica de la tiroiditis granulomatosa subaguda, Hipertiroidismo inducido por yodo, Síndrome de Marine-Lenhart (enfermedad de Graves nodular), Cáncer folicular de tiroides funcional y Hemiagenesia tiroidea más enfermedad de Graves.
- **BMN-T**: Fase tirotóxica de la tiroiditis indolora/linfocítica, Fase tirotóxica de la tiroiditis subaguda, Hipertiroidismo inducido por yodo y Cáncer de tiroides funcional.

Opciones terapéuticas

El objetivo principal del tratamiento de la EGB es la normalización de los parámetros de función tiroidea. Esto se logra mediante el uso de medicamentos antitiroideos, ablación del tejido tiroideo con yodo radiactivo o mediante cirugía.

No se dispone de una terapia segura y eficaz para corregir el proceso autoinmune básico. La modulación inmunológica y las terapias inmunosupresoras se reservan para formas graves de orbitopatía y dermopatía.

También se puede administrar colestiramina y litio. La colestiramina reduce la circulación enterohepática de la hormona tiroidea. El litio reduce los niveles de hormona tiroidea.

El hipertiroidismo de los ATT generalmente no remite y, por lo tanto, se requiere un tratamiento definitivo con frecuencia.

El hipertiroidismo del BMN-T generalmente no remite espontáneamente y, por lo tanto, se requiere un tratamiento definitivo como el yodo radioactivo (I-131). Un objetivo secundario del tratamiento puede ser disminuir el tamaño del bocio.

Conducta por grupos

En EGB:

Tormenta tiroidea: altas dosis de drogas antitiroideas (propiltiouracil, metamizol), corticosteroides, betabloqueantes (propanolol, esmolol), solución yodada con medidas de soporte, colestiramina y litio.

Enfermedad de Graves subclínica: tratamiento individualizado.

No embarazada ni lactando sintomática: tratamiento antitiroideo prolongado, tratamiento sintomático, yodo radioactivo para el fracaso del tratamiento, yodo radiactivo ± corticosteroide, yodo postratamiento o antiactivo del medicamento antitiroideo, tratamiento sintomático, tratamiento para la orbitopatía (metilprednisolona), tratamiento para la dermopatía (triamcinolona), reemplazo post-terapia de hormona tiroidea (levotiroxina), tiroides Cirugía, preparación médica preoperatoria, reemplazo postoperatorio de la tiroides y yodo radiactivo para el fracaso del tratamiento.

Embarazadas: Medicamento antitiroideo, terapia sintomática, cirugía de tiroides, preparación médica preoperatoria y reemplazo postoperatorio de la tiroides.

Niños: Fármacos antitiroideos (prolongados), terapia sintomática, terapia para la orbitopatía, cirugía de tiroides, preparación médica preoperatoria y reemplazo postoperatorio de la tiroides.

En ATT:

Adulta no embarazada ni lactando sin efecto de masa: terapia con yodo radioactivo (I-131), tratamiento previo con medicamentos antitiroideos, tratamiento subtotal de tiroidectomía con medicamentos antitiroideos, medicamentos antitiroideos solos.

Con síntomas moderados/severos y/o elevado riesgo cardiovascular: betabloqueantes en espera de los efectos del tratamiento definitivo.

Adulta no embarazada ni lactando con efecto de masa: Tiroidectomía subtotal, tratamiento previo con medicamentos antitiroideos, terapia con yodo radioactivo (I-131), tratamiento previo con medicamentos antitiroideos.

Con síntomas moderados/severos y/o elevado riesgo cardiovascular: betabloqueantes en espera de los efectos del tratamiento definitivo.

Embarazada o lactando: Fármacos antitiroideos, tiroidectomía subtotal.

Con síntomas moderados/severos y/o elevado riesgo cardiovascular: betabloqueantes en espera de los efectos del tratamiento definitivo.

<u>En BMN-T:</u>

Adulta no embarazada ni lactando sin efecto de masa o sospecha de cáncer: terapia con yodo radioactivo (I-131), tratamiento previo con medicamentos antitiroideos, cirugía de tiroides, medicamentos antitiroideos prequirúrgicos, medicamentos antitiroideos solos.

Con síntomas moderados/severos y/o elevado riesgo cardiovascular: betabloqueantes en espera de los efectos del tratamiento definitivo.

Adulta no embarazada ni lactando con efecto de masa o sospecha de cáncer: cirugía de tiroides, medicamentos antitiroideos prequirúrgicos.

Con síntomas moderados/severos y/o elevado riesgo cardiovascular: betabloqueantes en espera de los efectos del tratamiento definitivo.

Embarazada o lactando sin efecto de masa o sospecha de cáncer: Fármacos antitiroideos, cirugía de tiroides.

Con síntomas moderados/severos y/o elevado riesgo cardiovascular: betabloqueantes en espera de los efectos del tratamiento definitivo.

Complicaciones

EGB: fibrilación auricular, insuficiencia cardíaca congestiva, pérdida de mineral ósea, complicaciones visuales de la orbitopatía de Graves y dermopatía elefantiásica.

ATT: fibrilación auricular, hipotiroidismo relacionado con I-131 e hipotiroidismo relacionado con la cirugía, lesión del nervio laríngeo recurrente relacionado con la cirugía, hipoparatiroidismo relacionado con la cirugía, agranulocitosis relacionada con fármacos antitiroideos y compresión cervical.

BMN-T: fibrilación auricular, pérdida mineral ósea, lesión del nervio laríngeo recurrente relacionada con la cirugía e hipoparatiroidismo relacionado con la cirugía.

Prevención

La enfermedad de Graves no es prevenible.

En ATT y BMN-T, es esencial la suplementación con yodo de los alimentos, en especial de la sal. Debe evitarse el contraste con yodo o las dosis altas de yodo en personas que tienen nódulos tiroideos autónomos que puede resultar en el efecto Jod-Basedow (hipertiroidismo inducido por yodo) y puede excluir el tratamiento con yodo radioactivo durante un período de tiempo.

Capítulo 12. Bocio, nódulo y cáncer tiroideo

Concepto

Bocio: también conocido como tiromegalia es el aumento de tamaño o agrandamiento anormal de la glándula tiroides.

Nódulo tiroideo: es el aumento de volumen o de consistencia de tipo local o focal en la glándula tiroides.

Cáncer de tiroides: es el crecimiento descontrolado de células cancerígenas derivadas del tejido glandular tiroideo.

Clasificación

Bocio: existen diversos tipos de clasificaciones. Las más utilizadas son en base a manifestación clínica y funcionamiento.

Clasificación clínica (OMS)

Clasifica al bocio de acuerdo a su nivel de evolución de acuerdo a su manifestación clínica.

0: tiroides impalpable, no visible (no hay bocio).

I: tiroides palpable, pero no es visible con el cuello en una posición normal.

II: tiroides visible fácilmente con el cuello en posición normal.

III: bocio visible a distancia.

IV: bocio monstruoso (de gran tamaño).

Clasificación funcional

Bocio simple: evidencia del agrandamiento tiroideo, pero sin alteración funcional de la glándula.

Bocio nodular: asociado a disfunción de la hormona tiroidea y tendencia a malignización.

Nódulo tiroideo: actualmente, la clasificación se hace a través de características imagenológicas, mediante la *clasificación TI-RADS*.

TI-RADS 1: tiroides normal. Ausencia de lesiones focales.

TI-RADS 2: presencia de nódulos benignos. No hay indicadores de riesgo de malignidad.

TI-RADS 3: presencia de nódulos aparentemente benignos (menos del 5% de riesgo de malignidad).

TI-RADS 4:

4a: nódulos inciertos (entre 5 a 10% de riesgo).

4b: nódulos sospechosos (entre 10 al 50% de riesgo).

4c: nódulos muy sospechosos (entre 50 al 85% de riesgo).

TI-RADS 5: nódulos probablemente malignos (hay más del 85% de riesgo).

TI-RADS 6: malignidad confirmada a través de biopsia o punción.

Cáncer de tiroides:

Cáncer de tiroides diferenciado: incluye los cánceres de tiroides papilar y folicular.

Cáncer de tiroides indiferenciado: carcinoma anaplásico.

Otra clasificación del cáncer tiroideo, clasifica de acuerdo a su origen celular:

Derivadas de células C y neuroendocrino: cáncer medular de tiroides.

Derivadas de folículos: diferenciado y anaplásico. A su vez, el cáncer de tiroides diferenciado se clasifica en: bien diferenciado y pobremente diferenciado.

Datos estadísticos y epidemiológicos

Bocio: más frecuente en mujeres que en hombres. En países desarrollados, puede encontrarse entre 1 a 3%. El bocio endémico, tiene una prevalencia alrededor del 20% de la población mundial, especialmente localizado en países en subdesarrollo o sin políticas de inclusión de yodo en agua o en sal.

Nódulos tiroideos: son muy comunes. Se encuentran entre el 20 al 76% de la población adulta. La incidencia es 4 veces mayor en mujeres que en hombres. El promedio de malignidad de los nódulos tiroideos, varía entre el 4 al 6,5%.

Cáncer de tiroides: es un cáncer raro, representa el 1% de todos los cánceres. El tipo de cáncer más frecuente es el carcinoma papilar de la tiroides con un 80 a 90% de incidencia, seguido del carcinoma folicular de tiroides que representa entre el 5 al 10% de todos los cánceres de tiroides.

Factores de riesgo

Los factores de riesgo para desarrollar alguna de las patologías tiroideas mencionadas, son:

Dieta pobre en yodo (específica para bocio).

Sexo: más frecuente en mujeres que en hombres.

Edad: más común después de los 40 años.

Antecedentes familiares o personales de enfermedad autoinmunitaria o patologías tiroideas.

Embarazo.

Menopausia.

Uso de medicamentos como amiodarona o litio.

Exposición previa a tratamientos con radiación, especialmente en cabeza, cuello o torso.

Causas más frecuentes

Bocio

Bocio congénito: se trata de alteraciones genéticas o durante el desarrollo embrionario, los cuales ocasionan alteración de la función tiroidea normal.

Síndrome de McCune Albright.

Dishormogenesis tiroidea.

Síndrome de Pendred.

Bocio adquirido: se refiere a todos aquellos factores posteriores al nacimiento, los cuales ocasionan alteración tiroidea.

Enfermedad tiroidea autoinmune: autoinmunidad.

Bocio tóxico: adenoma hiperfuncionante tiroideo.

Tiroiditis aguda supurada: infección bacteriana.

Tiroiditis subaguda o De Quervain: autoinmunidad.

Bocio coloide: causa desconocida.

Bocio endémico: deficiencia nutricional de yodo.

Bocio multinodular: multifactorial. Asociado a agentes baciógenos y procesos inflamatorios.

Nódulos tiroideos

La causa más frecuente se debe al adenoma tiroideo, especialmente el adenoma folicular. Otras causas son el carcinoma y el quiste tiroideo.

Cáncer de tiroides

Displasia celular tiroidea y consecuente proliferación de células cancerígenas, asociado a susceptibilidad genética y radioterapias previas en cabeza, cuello y pecho.

Elementos de la fisiopatología

Bocio: estimulación de la glándula tiroidea por la hormona tirotropina (TSH), inflamación debido a patologías autoinmunes e infiltración celular o por sustancias de depósito.

Nódulo tiroideo: multifactorial. Susceptibilidad genética en conjunto con factores estimulantes de la proliferación de las células foliculares. Los factores estimulantes más importantes son la TSH, interleucinas, IFG-1, factores de crecimiento epidérmico y fibroblastos.

Cáncer de tiroides: metaplasia y displasia celular tiroidea con consecuente neoplasia de células cancerígenas.

Diagnóstico:

Historia clínica

Antecedentes personales y familiares de patologías tiroideas.

Adecuada anamnesis de síntomas sugerentes de hiperfunción o hipofunción tiroidea.

Examen físico:

Examen físico completo. Evidencia clínica de bocio y caracterización semiológica de la glándula tiroides.

Exámenes diagnósticos:

Ecografía: identifica nódulos no palpables.

Análisis sérico:

Los nódulos tiroideos, reflejan valores normales de T4 libre y TSH.

El descenso de T4 libre en conjunto con el aumento de la TSH, sugiere tiroiditis (sospechoso de carcinoma).

El aumento de calcitonina sérica es sospechoso para carcinoma medular.

Anticuerpo antiperoxidasa.

Análisis genético: comprobación de marcador genético oncogén RET.

Radiografía simple: identifica diseminación linfática regional y metástasis a pulmón. Evidencia calcificaciones (cuerpos de psammoma) presentes en el carcinoma papilar.

Cintilografía tiroidea:

Hipercaptante (o caliente): sugiere nódulo tiroideo.

Templado: nódulo no bien delimitado del resto de la masa glandular.

Hipocaptante o "frío": sugerente de malignidad.

PAAF: identifica la naturaleza del nódulo a través de estudio citológico.

Biopsia.

Ultrasonido tiroideo: vigilar signos sugerentes de malignidad (hipervascularidad, bordes irregulares, ubicación subcapsular, calcificaciones, hipoecogenecidad, linfadenopatías cervicales).

Diagnósticos diferenciales

Quiste de conducto tirogloso.

Adenoma paratiroideo.

Adenomegalias.

Higroma quístico.

Metastasis.

Aneurisma.

Tiroiditis.

Opciones terapéuticas

<u>**Bocio:**</u>

Iniciar suplementación con yodo.

Pequeño: seguimiento expectante o levotiroxinaa dosis de 150 a 200 μg/día durante 6 a 12 meses. Seguimiento ecográfico.

Grande con compromiso vascular: tratamiento quirúrgico.

Hipotiroidismo: inicia tratamiento con levotiroxina.

Hipertiroidismo: inicia tratamiento con metimazol a 5 mg/día.

Nódulo tiroideo:

Nódulo dominante (más grande que el resto): >1 cm solicitar PAFF. En caso de > 4 cm, tratamiento quirúrgico.

Nódulo hiperfuncionante: metimazol a 15 mg /día + controles cada 4 a 6 semanas. Tratamiento de mantenimiento con 5 a 10 mg/día con metimazol + controles cada 6 meses. Indicar yodo radioactivo.

Cáncer tiroideo: cirugía tiroidea (lobectomía) en caso de cáncer tiroideo localizado. Se plantea remoción total de la tiroides (tiroidectomía), de acuerdo al tamaño y la extensión del tumor. Se indica yodo radiactivo. Se indica tratamiento permanente con levotiroxina tras remoción quirúrgica.

Conducta por grupos

Bocio con hipotiroidismo en pacientes con riesgo cardiovascular: indicar interconsulta con cardiología para evaluar balance riesgo-beneficio al tratamiento con levotiroxina.

Bocio con hipertiroidismo en paciente cardiovascular con necesidad de tratamiento: iniciar con metimazol a 5 mg cada 8 horas. Descender gradualmente la dosis.

Complicaciones

Bocio

Insuficiencia cardiaca.

Taquicardia.

Arritmia.

Osteoporosis.

Nódulo tiroideo

Malignización (cáncer tiroideo).

Disfagia.

Hipertiroidismo.

Cáncer tiroideo

Metástasis.

Complicaciones asociadas al tratamiento.

Muerte.

Prevención

El bocio endémico, se previene mediante la ingesta de yodo a través de la sal yodada.

No se puede prevenir otras presentaciones de bocio, nódulos tiroideos o cáncer de tiroides. Salvo evitar exposición voluntaria a la radiación.

Capítulo 13. Hiperparatiroidismo e hipercalcemia

Concepto

El hiperparatiroidismo primario (PHPT) es un trastorno donde la sobreproducción autónoma de PTH produce alteración del metabolismo del calcio resultando en un calcio sérico elevado concurrente con un nivel de PTH plasmático alto o inapropiadamente normal.

La entidad llamada hiperparatiroidismo secundario es originada por cualquier trastorno que resulte en hipocalcemia y eleve los niveles de PTH. Sus causas más frecuentes son enfermedad renal crónica (ERC), síndromes de malabsorción y la exposición crónica inadecuada a la luz solar, que actúa a través de alteración de la vitamina D, el fósforo y el calcio.

Clasificación

PHPT sintomático: donde se muestran abiertamente síntomas clásicos de nefrolitiasis, fracturas y/o debilidad neuromuscular proximal.

PHPT asintomático: donde hay evidencia bioquímica de la enfermedad, pero no se presentan ninguno de los síntomas clásicos y pueden exhibirse una constelación de síntomas subjetivos no específicos.

Datos estadísticos y epidemiológicos

Es un trastorno relativamente común que afecta a 1 de cada 500 mujeres y a 1 en 2000 hombres mayores de 40 años. El PHPT y la malignidad representan la gran mayoría de todos los casos de hipercalcemia.

Puede afectar a todos los grupos etarios, siendo poco frecuente en las dos primeras décadas de la vida en ausencia de síndromes hereditarios. Se presenta comúnmente en mujeres entre 50 y 60 años, con incidencia dos a tres veces mayor en mujeres que en hombres.

Factores de riesgo

Principales:

Sexo femenino.

Edad ≥50-60 años.

Historia familiar de PHPT.

Neoplasia endocrina múltiple (NEM) 1, 2A o 4.

Tratamiento con litio actual o pasado.

Síndrome de hiperparatiroidismo por tumor mandibular.

Secundarios:

Historia de la radiación de cabeza y cuello.

Causas más **frecuentes**

Es causado por secreción inadecuada de PTH, que conduce a hipercalcemia. Los adenomas paratiroideos son la etiología más común (85%) y las formas familiares también están bien definidas. Los adenomas múltiples y la hipertrofia de las 4 glándulas son menos comunes.

Las formas hereditarias, que afectan del 10% al 20% de los pacientes, conducen a glándulas paratiroides hiperfuncionantes. Solo ≤1% de los casos se deben a neoplasias malignas paratiroideas.

Elementos de la fisiopatología

En el PHPT, la secreción de PTH no se suprime por los niveles de calcio elevados, lo que lleva a una sobreestimulación de la reabsorción ósea, con mayor afectación del hueso cortical que del hueso esponjoso.

Se piensa que la sobreestimulación de los receptores de PTH, específicamente tipo 2, desempeña un papel en los síntomas subjetivos neurocognitivos y afectivos.

La hipercalcemia es perjudicial para la función de las membranas excitables pues conduce a fatiga del músculo esquelético y del músculo liso gastrointestinal. Los efectos en el músculo cardíaco incluyen intervalo QT acortado y mayor riesgo de paro cardíaco por los niveles elevados de calcio. Las secuelas neurológicas incluyen depresión, irritabilidad y, con niveles suficientemente altos, coma.

La hipercalcemia excede rápidamente la capacidad renal de reabsorción y el calcio es excretado en la orina, formando complejos con fosfato, lo que lleva a nefrolitiasis. También causa deshidratación al inducir resistencia renal a la vasopresina, lo que lleva a diabetes insípida nefrogénica. La deshidratación, a su vez, conduce a un aumento adicional en la concentración del calcio sérico.

Diagnóstico:

Factores diagnósticos clave:

Historial de osteoporosis u osteopenia.

Antecedentes familiares de hiperparatiroidismo o características sugestivas de hipercalcemia.

Nefrolitiasis.

Otros factores diagnósticos:

Dolor óseo.

Sueño pobre.

Fatiga.

Ansiedad.

Depresión.

Pérdida de memoria.

Mialgias.

Parestesias.

Calambres musculares.

Estreñimiento.

Exámenes diagnósticos

Suero de calcio (de alto normal a elevado).

PTH intacta sérica con ensayo inmunoquímico o inmunoradiométrico (de alto normal a elevado).

Otros estudios: Nivel de 25-hidroxivitamina D (puede ser bajo), fosfatasa alcalina sérica (puede estar elevada), fósforo sérico (bajo o bajo normal), calcio en orina de 24 horas (alto o normal en PHPT; bajo en hipercalcemia hipocalciúrica familiar), doble Absorciometría con rayos X de doble energía (DXA), puntuación de hueso trabecular, ecografía y centellografía con Tc99m sestamibi, TC de emisión de fotón único + escaneo de sestamibi, TC cervical, TC cervical 4D y RMN cervical.

Diagnósticos diferenciales

Hipercalemia hipocalciúrica familiar (HHF).

Hipercalcemia humoral de malignidad.

Mieloma múltiple.

Síndrome de leche y alcalinos.

Sarcoidosis

Hipervitaminosis D.

Tirotoxicosis.

Leucemia crónica o aguda.

Inmovilización.

Tiazidas.

Opciones terapéuticas

La cirugía de paratiroides es el tratamiento definitivo para el hiperparatiroidismo primario (PHPT). Está indicado para todos los pacientes sintomáticos y se recomienda para muchos pacientes asintomáticos.

En un entorno de emergencia, el nivel de calcio sérico se utiliza como guía para decidir la urgencia de la corrección de la hipercalcemia. Pacientes con niveles de calcio por debajo de 3,0 mmol/L (12 mg/dL) a menudo son asintomáticos y rara vez necesitan corrección urgente. Pacientes con niveles de calcio entre 3,0 y 3,5 mmol/L (12 y 14 mg/dL) pueden tolerarlo si el nivel ha aumentado lentamente durante un período de tiempo, pero generalmente son sintomáticos y requerirán corrección rápida. Las personas con niveles de calcio superiores a 3,5 mmol/L (14 mg/dL) tienen alto riesgo de arritmia y coma.

La hipercalcemia severa puede presentarse con letargo profundo o coma. La medición del calcio y un ECG se requieren como parte de la evaluación de cualquier paciente semiconsciente. El calcio notablemente elevado y el intervalo QT acortado requerirán una respuesta urgente y la anomalía electrolítica puede investigarse aún más después de que la crisis haya pasado.

En casos de coma, deben extraerse electrolitos, glucosa, BUN, hematocrito y un ECG. El calcio debe estar muy por encima de 3,25 mmol/L (13 mg/dL) para explicar el coma. La hipercalcemia puede ser parte de la deshidratación y no la causa directa o inmediata de la disminución de la conciencia.

El tratamiento inicial incluye:

Hidratación con solución salina para diluir los niveles de calcio.

Diuréticos de asa (para aumentar la excreción de calcio).

Bifosfonatos (inhiben actividad de los osteoclastos).

Calcitonina (inhibe actividad de osteoclastos y mejora uroexcreción de calcio).

Conducta por grupos

Asintomático con indicación quirúrgica o sintomático:

1ra línea: paratiroidectomía, suplementos de vitamina D (D2 o D3).

2da línea: monitorización, bifosfonatos (alendronato, risedronato, ibandronato, zoledronic), cinacalcet, suplementos de vitamina D.

Asintomático sin indicación quirúrgica:

1ra línea: monitorización, suplementos de vitamina D.

2da línea: paratiroidectomía, suplementos de vitamina D (D2 o D3).

Complicaciones

Osteoporosis

Fracturas óseas.

Hematoma cervical postquirúrgico.

Lesión postquirúrgica del nervio laríngeo recurrente y superior.

Hipocalcemia postquirúrgica.

Neumotórax postquirúrgico.

Nefrolitiasis.

Prevención

Se debe advertir a los miembros de la familia sobre la posibilidad, aunque sea rara (<5%), de una enfermedad familiar. Los familiares de primer grado deben considerar las evaluaciones de calcio sérico.

Capítulo 14. Hipoparatiroidismo e hipocalcemia

Concepto

Se conoce como hipoparatiroidismo a una rara enfermedad caracterizada por la ausencia de hormona paratiroidea o cuya funcionalidad es deficiente. Esto trae por consecuencia una baja cantidad de calcio en la sangre o hipocalcemia (<8 mg/dL).

Clasificación

Se clasifica de acuerdo a su casa en:

Hipoparatiroidismo verdadero: existe una actividad inadecuada de hormona paratiroidea o se encuentra totalmente ausente. Incluye causas iatrogénicas.

Pseudohipoparatiroidismo: resistencia periférica a la hormona paratiroidea. Los valores de la hormona paratiroidea en sangre, se encuentran dentro de parámetros normales o elevados, en conjunto con hipocalcemia.

Hipoparatiroidismo neonatal transitorio: madre con adenoma paratiroideo durante el embarazo.

Datos estadísticos y epidemiológicos

Poco común. Tiene una prevalencia de 37 casos por cada 100.000 habitantes. La causa más común es el 75% como consecuencia de postoperatoria de cirugías en cuello.

Factores de riesgo

Generales:

Cirugía de cuello.

Antecedentes familiares de hipoparatiroidismo sin cirugía previa.

Neonatales:

Madre con adenoma paratiroideo.

Madre diabética.

Acidosis por asfixia.

Hiperfosfatemia.

Causas más frecuentes

Posquirúrgico: en cirugías de cuello (tiroides, laringe o paratiroides).

Autoinmune: inmunoterapia, síndrome poliglandular autoinmune tipo 1.

Funcional: aumento sérico del magnesio, depleción de magensio.

Genéticas: alteraciones genéticas que afectan metabolismo de calcio y receptores.

Radiación.

Infiltrativas: enfermedad de Wilson, hemocromatosis, entre otras.

Elementos de la fisiopatología

El hipoparatiroidismo ocurre cuando existe una lesión glandular paratiroidea que afecta la producción de las hormonas paratiroideas (o PTH). También ocurre con mutaciones genéticas en el cromosoma 11, encargado de producir PTH.

La alteración en la producción de PTH, ocasiona la disminución del calcio en la sangre, ya que la PTH interviene en el metabolismo del calcio, esto trae como resultado la disminución del 1,25 dihidroxicolecalciferol y la inactivación de osteoclastos. Esto disminuye la absorción intestinal del calcio y su aporte al líquido extracelular. Asimismo, aumenta la eliminación renal de calcio, lo que ocasiona la hipocalcemia.

Diagnóstico:

Anamnesis:

Antecedente familiar de hipo o hipercalcemia o enfermedades autoinmunes o endocrinológicas.

Examen clínico:

Evidencia de calcificaciones subcutáneas.

Signos de hipocalcemia (Trousseauy Chvosteck).

Exámenes diagnósticos

Análisis serológicos:

Calcio total: disminuido.

Proteínas totales y fraccionadas: normales.

Fósforo: elevados.

Magnesio: niveles normales.

Creatinina: normales.

Hormona paratiroidea: <20pg/mL.

Exploración radiológica: especialmente útil en hipoparatiroidismo congénito. Evidencia de acortamiento en metacarpianos, metatasos, falanges, genuvalgus, entre otros.

Tomografía axial computarizada: muestra calcificaciones en ganglios basales.

Diagnósticos diferenciales

Pseudohipoparatiroidismo.

Otras causas de hipocalcemia: insuficiencia renal crónica, alcoholismo, tratamiento con bifosfonatos, deficiencia de magnesio, entre otras.

Opciones terapéuticas

Indicar suplementos diarios vía oral con gluconato de calcio a dosis entre 1 a 3 gramos diarios y vitamina D activa (calcitrol) a dosis de 0,5mcg durante 15 días. Indicar dieta alta en calcio, disminuir fosfatos de la dieta. Usar quelantes.

Existen actualmente alternativas de tratamiento mediante la administración de PTH sintética (PTH 1-34 y PTH 1-84 o NATPARA. No es de uso habitual.

Conducta por grupos

Pacientes con desorden gastrointestinal y malabsorción: se plantea el uso de PTH sintética en lugar de suplemento de calcio.

Nefrocalcinosis, hipercalciuria y cálculos renales recurrentes: PTH sintética. En algunos casos de hipercalciuria se plantea el uso de diuréticos tiazidicos.

Complicaciones

Disminución de calidad de vida.

Nefrocalcinosis.

Litiasis renal.

Desequilibrio hidroelectrolítico.

Prevención

No se puede prevenir.

Capítulo 15. Osteoporosis y déficit de vitamina D

Concepto

La osteoporosis es una enfermedad esquelética compleja caracterizada por pérdida de la densidad ósea y defectos microarquitecturales del tejido óseo, lo que deriva en fragilidad ósea elevada y fracturas espontáneas.

El déficit de vitamina D es definido como niveles de 25-hidroxivitamina D sérica <20 nanogramos/mL; niveles de 21-29

Clasificación

Clasificación etiológica del déficit de vitamina D:

Adquirida:

Nutricional.

Inducida por drogas.

Enfermedad renal crónica.

Desórdenes granulomatosos.

Hiperparatiroidismo primario.

Hipertiroidismo.

Osteomalacia oncogénica.

Hereditaria:

Raquitismo tipo 1 vitamina D dependiente (por deficiencia de pseudovitamina D).

Raquitismo tipo 2 vitamina D dependiente (resistencia a la vitamina D).

Raquitismo tipo 3 vitamina D dependiente.

Raquitismo hipofosfatémico ligado al X.

Raquitismo hipofosfatémico autosómico dominante.

Datos estadísticos y epidemiológicos

La osteoporosis afectan principalmente a mujeres postmenopaúsicas, aunque puede ocurrir en cualquier persona y a cualquier edad, incrementándose el riesgo de fractura a mayor edad. Alrededor del 39% de las fracturas ocurren en hombres: 40% vértebras, 30% antebrazo y 20% cadera.

La deficiencia de vitamina D es la deficiencia nutricional más común a nivel mundial, en adultos y niños, incrementando el riesgo de enfermedades crónicas: cáncer (próstata, colon, mama, ovario y páncreas), diabetes tipo 2, enfermedades autoinmunes, enfermedad cardíaca e hipertensión, disfunción neurocognitiva, enfermedades infecciosas y osteoartritis. Así mismo, se ha vinculado con la preeclampsia, bajo peso al nacer y nacimiento pretérmino.

Factores de riesgo

PARA OSTEOPOROSIS:

Principales:

Fractura previa por fragilidad.

Sexo femenino.

Ancestros blancos.

Edad avanzada (>50 años en mujeres y >65 años en hombres).

IMC bajo.

Pérdida de peso.

Historia familiar de fractura de cadera materna.

Postmenopaúsicas.

Amenorrea secundaria.

Hipogonadismo primario.

Consumo de tabaco.

Consumo excesivo de alcohol.

Inmovilización prolongada.

Baja ingesta de calcio.

Deficiencia de vitamina D.

Exceso de glucocorticoides.

Uso de corticosteroides.

<u>Secundario</u>:

Hipertiroidismo.

Uso de heparina.

Uso de anticonvulsivantes.

Pérdida de peso >10%.

Tratamiento de deprivación de andrógenos (hombres).

Tratamiento de inhibición de la aromatasa (mujeres).

PARA DÉFICIT DE VITAMINA D:

Principales:

Exposición inadecuada a la luz solar.

Aumento de la pigmentación de la piel.

Edad >50 años.

Ingesta inadecuada de vitamina D en la dieta y en suplementos.

Malabsorción.

Obesidad.

Uso de medicamentos.

Mutaciones genéticas.

Tumores.

Enfermedad renal crónica.

Causas más frecuentes

DE OSTEOPOROSIS:

La dureza de los huesos está determinada no sólo por la densidad mineral ósea sino también por factores adicionales como el tamaño y la forma del hueso, el recambio óseo, la microarquitectura y la mineralización ósea.

La masa ósea disminuidas puede ser resultado de un pico bajo de masa ósea o pérdida de la masa ósea con el envejecimiento. La fragilidad de los huesos no es totalmente explicada por la masa ósea o la densidad ósea (masa/volumen) disminuidas. El remodelamiento y la mineralizaicón óseas son determinantes importantes de la calidad de la microarquitectura ósea, la cual contribuye también con la fuerza del hueso.

DE DÉFICIT DE VITAMINA D:

La principal fuente de vitamina D es la exposición a la luz solar. Evitar la exposición solar, el uso de protector solar, la piel oscura y la edad avanzada son considerados factores de riesgo para el desarrollo de déficit de vitamina D. Igualmente, las dietas no adecuadas o el no suplementar con vitamina D es otra causa.

Raramente, ocurre este déficit como consecuencia de desórdenes hereditarios (algunos tipos de raquitismo). Los pacientes con enfermedad renal crónica son incapaces de producir suficiente 1,25-dihidroxivitamina D para regular el metabolismo del calcio.

Elementos de la fisiopatología

DE LA OSTEOPOROSIS

Los osteocitos juegan un papel principal en la iniciación de la remodelación ósea por transmisión de las señales a los osteoclastos y osteoblastos de la superficie del hueso. Los osteoclastos reabsorben la matriz ósea creando un pozo de reabsorción, terminando su función con apoptosis acoplando la señal enviada a los osteoblastos los cuales sintetizan entonces la matriz ósea la cual se somete a mineralización.

La remodelación ósea es regulada por varias citó quinas, incluyendo las interleuquinas 1, 6 y 11, el factor estimulado de colonias y las hormonas calcitrópicas como la PTH, 1,25-dihidroxi vitamina D, calcitonina y estrógeno.

La osteoporosis es un desorden complejo caracterizado por un desbalance en el proceso de remodelación ósea gobernado por las interacciones intrincadas entre varios factores hormonales, citoquinas y el sistema regulatorio RNAK/RANKL/OPG. EL desequilibrio en la remodelación ósea conduce a densidad y calidad óseas disminuidas, que culmina en fracturas.

DEL DÉFICIT DE VITAMINA D

Las vitaminas D2 y D3 obtenidas por medio de la luz solar o de la dieta deben sufrir hidroxilación hepática para ser activas. El déficit de vitamina D en niños es la causa más común de raquitismo al impedirse la absorción del calcio y el fósforo de la dieta, lo que deriva en hiperparatiroidismo secundario.

La deficiencia de vitamina D en los adultos eleva los niveles de PTH, lo que incrementa la actividad osteoclástica, resultando en remoción de la matriz y del mineral del esqueleto, reduciéndose el contenido mineral óseo y conduciendo a osteopenia y osteoporosis.

De forma adicional, éste déficit interfiere con la actividad normal de los linfocitos T activados y B, que tienen receptores para la vitamina D.

Diagnóstico:

Factores diagnósticos claves de déficit de vitamina D:

Exposición inadecuada a la luz solar.

Aumento de la pigmentación de la piel.

Edad >50 años.

Historia de ingesta inadecuada de vitamina D en la dieta y en suplementos.

Historia de malabsorción.

Obesidad.

Uso de medicamentos (incluye anticonvulsivantes, glucocorticoides y para SIDA).

Historia de tumor benigno o maligno.

Historia de enfermedad renal crónica.

Arqueamiento de las piernas.

Ensanchamiento de los extremos de los huesos largos.

Erupción dental tardía y caries temprana.

Deformidad torácica.

Dolor punzante, disconfort óseo y/o irritabilidad.

Sudoración cefálica.

Sensibilidad ósea localizada o generalizada.

Debilidad muscular proximal.

Otros factores diagnósticos

DE OSTEOPOROSIS:

Dolor de espalda.

Cifosis.

Alteración visual.

Alteración de la marcha, desequilibrio y debilidad en las extremidades inferiores.

Sensibilidad vertebral.

DE DÉFICIT DE VITAMINA D:

Déficit en el crecimiento.

Retraso en el desarrollo motor.

Fatiga y malestar.

Síntomas de hipocalcemia.

Exámenes diagnósticos

PARA OSTEOPOROSIS:

Absorciometría con rayos X de doble energía.

Ultrasonido cuantitativo del talón.

Rayos X de muñeca, talón, columna y cadera.

Tomografía cuantitativa.

Márcadores bioquímicos de reabsorción y formación ósea.

Fosfatasa alcalina sérica.

Calcio sérico.

Otros: Albúmina, creatinina, fosfato, 25-hidroxi vitamina D, PTH, pruebas de funcionalismo tiroideo, cortisona urinario libre, testosterona, electroforesis de proteínas urinarias y electroforesis de proteínas séricas.

PARA DÉFICIT DE VITAMINA D:

25-hidroxivitamina D sérica.

Fosfatasa alcalina sérica.

Calcio sérico.

Fosfato sérico en ayuno.

Radiografías simples de rodilla y muñeca.

Diagnósticos diferenciales

DE OSTEOPOROSIS:

Mieloma múltiple.

Osteomalacia.

Enfermedad renal crónica / desorden óseo y mineral.

Hiperparatiroidismo primario.

Malignidad ósea metastásica.

Deformidades vertebrales.

DE DÉFICIT DE VITAMINA D:

Hiperparatiroidismo primario.

Mieloma múltiple.

Fibromialgia.

Síndrome de fatiga crónica.

Enfermedad de Paget.

Hipofosfatasia.

Disostosis metafisiarias.

Síndrome de Blount.

Hipercalcemia infantil idiopática.

Opciones terapéuticas

La meta esencial de tratamiento de la osteoporosis es la prevención de fracturas. El abordaje del tratamiento es específico para cada paciente, pero la suplementación con calcio y vitamina D es pertinente en toda persona con riesgo o con osteoporosis.

La meta del tratamiento del déficit de vitamina D es lograr niveles de 25-hidroxivitamina D >30 nanogramos/mL, tomando en consideración la edad, los niveles previos, la exposición al sol y el uso de medicamentos que pudieran afectar el metabolismo y la absorción intestinal de vitamina D.

Conducta por grupos

TRATAMIENTO PARA LA OSTEOPOROSIS

No inducida por glucocorticoides: mujeres.

Postmenopaúsicas con fractura por fragilidad o DXA T-scores ≤-2,5:

Primera línea: bisfosfonatos (Alendronato, Risedronato, Ibandronato o Zoledronic) + suplementación con calcio (carbonato o citrato de calcio) y vitamina D (ergocalciferol).

Segunda línea: Raloxifeno o Denosumab + suplementación con calcio y vitamina D.

Tercera línea: calcitonina + suplementación con calcio y vitamina D.

Bisfosfonatos, Raloxifeno y Calcitonina no tolerados y/o contraindicados:

Primera línea: Teriparatida + suplementación con calcio y vitamina D.

Segunda línea: terapia de reemplazo hormonal o Denosumab + suplementación con calcio y vitamina D.

No inducida por glucocorticoides: hombres.

Fractura por fragilidad o DXA T-scores ≤-2,5: Bisbosfonatos orales + suplementación con calcio y vitamina D + Ácido Zoledrónico.

Fractura por fragilidad o DXA T-scores ≤-2,5 y testosterona baja: Testosterona añadida a Bisbosfonatos orales + suplementación con calcio y vitamina D + Ácido Zoledrónico.

Bisfosfonatos y Testosterona no tolerados y/o contraindicados: Teriparatida o Denosumab + suplementación con calcio y vitamina D.

Inducida por glucocorticoides:

Primera línea: Bisfosfonatos (Alendronato o Risedronato) + suplementación con calcio y vitamina D.

Segunda línea: Denosumab + suplementación con calcio y vitamina D.

TRATAMIENTO PARA EL DÉFICIT DE VITAMINA D

Insuficiencia:

Vitamina D (Ergocalciferol o Colecalciferol) + Exposición sensible a la luz solar o a la radiación ultravioleta B (UVB) + Calcio (Carbonato de).

Deficiencia:

Desórdenes de la ingesta o absorción de vitamina D: Vitamina D + Exposición sensible a la luz solar o a la radiación ultravioleta B (UVB) + Calcio.

Desórdenes del metabolismo de la vitamina D: Vitamina D (Ergocalciferol o Colecalciferol) + Exposición sensible a la luz solar o a la radiación ultravioleta B (UVB) +1,25-dihidroxivitamina D o análogo activo + Calcio (Carbonato de). Anexar Fosfato (Fosfato de sodio/Fosfato de potasio).

Complicaciones

DE LA OSTEOPOROSIS:

Fractura de cadera.

Fractura de costilla.

Síndrome de dolor crónico.

Trombosis venosa profunda asociada con tratamiento con Raloxifeno.

Fractura de muñeca.

Embolismo pulmonar asociado con tratamiento con Raloxifeno.

Necrosis mandíbulas asociado con tratamiento con Bisfosfonato.

DE LA DEFICIENCIA DE VITAMINA D:

Raquitismo.

Otras enfermedades crónicas.

Osteopenia y osteoporosis.

Intoxicación relacionada al tratamiento con vitamina D.

Caídas y fracturas.

Prevención

DE LA OSTEOPOROSIS

La prevención primaria comienza con alcanzar un pico adecuado de masa ósea. A partir de allí, depende de minimizar la pérdida de ésta y mantener la microarquitectura esquelética, tales como las trabéculas y grosor cortical.

La suplementación de la dieta con calcio y vitamina D es una medida preventiva que ayuda prevenir la osteoporosis y reducir la incidencia de fracturas.

En mujeres con osteopenia con T-scores de densidad mineral ósea (DXA T-scores) entre -2,5 y 2,0 está indicado el Raloxifeno. En pacientes que reciben tratamiento corticosteroide crónico, lo que incrementa la resorción ósea y la formación ósea defectuosa, está indicado usar Bisfosfonatos (Alendronato y/o Risedronato).

La prevención secundaria comprende informar al paciente sobre su riesgo específico de caídas. Se puede prescribir terapia física u ocupacional si hay alteración de la marcha o debilidad.

DEL DÉFICIT DE VITAMINA D

No es posible obtener la cantidad adecuada de vitamina D solo de fuentes dietéticas, por lo que se recomienda la suplementación con ésta en niños (entre 400 a 2000 UI por día, según la edad) y adultos (2000-3000 UI/día), la ingesta de alimentos ricos en vitamina D, así como la exposición solar adecuada al menos interdiaria.

Capítulo 16. Nefrolitiasis

Concepto

Presencia de cálculos dentro del sistema urinario los cuales están compuestos de cantidades variables de matriz cristaloide y orgánica.

Clasificación

Según la composición química del cálculo, se puede clasificar como:

Piedras de oxalato de calcio (80%): factores de riesgo incluyen volumen urinario bajo, hipercalciuria, hiperuricosuria, hiperoxaluria e hipocitraturia.

Piedras de fosfato de calcio (hidroxiapatita o brushita) (20%): factores de riesgo incluyen un volumen urinario bajo, hipercalciuria, hipocitraturia y pH urinario alto.

Piedras de ácido úrico (10-20%): más comúnmente debido a pH urinario <5,5; la hiperuricosuria también puede contribuir.

Piedras de cistina (1%): causada por un error innato del metabolismo (cistinuria), trastorno autosómico recesivo que produce reabsorción tubular renal anormal de los aminoácidos cistina, ornitina, lisina y arginina.

Piedras de estruvita (1-5%): también conocidos como piedras de infección, compuestas por magnesio, amonio y fosfato.

Pueden estar asociados con organismos que desdoblan la urea (especies de Proteus, Pseudomonas y Klebsiella, y E coli no productor de ureasa).

Datos estadísticos y epidemiológicos

Afecta a los hombres adultos más comúnmente que a las mujeres (proporción hombres:mujeres de 2-3:1). La incidencia alcanza su punto máximo en la cuarta a sexta décadas de la vida. Tiene mayor prevalencia en climas cálidos, áridos o secos. La prevalencia y el riesgo de incidencia se correlacionan directamente con el peso y el IMC en ambos sexos, aunque la magnitud de esta asociación es mayor en las mujeres.

Factores de riesgo

Principales:

Alta ingesta de proteínas.

Alta ingesta de sal.

Ascendencia blanca

Género masculino.

Deshidratación.

Obesidad.

Cristaluria.

Débiles:

Exposición ocupacional a la deshidratación.

Clima cálido.

Historia familiar.

Medicamentos precipitantes.

Causas más frecuentes

Los cálculos renales son depósitos minerales cristalinos que se forman a partir de cristales microscópicos en el asa de Henle, los túbulos distales o el conducto colector, en respuesta a niveles elevados de solutos urinarios (calcio, ácido úrico, oxalato y sodio), así como a niveles reducidos de inhibidores de cálculos (citrato y magnesio). Volumen urinario bajo y el pH urinario anormalmente bajo o alto también contribuyen. Una vez se forman los cristales, se eliminan con la orina o se retienen en el riñón, donde pueden crecer y formar piedras.

Elementos de la fisiopatología

No se sabe si los cálculos se forman por deposición de cristales microscópicos en el asa de Henle, los túbulos distales o el conducto colector. La formación de piedra es un proceso heterogéneo, como vimos antes.

El cólico renal por nefrolitiasis es secundario a la obstrucción del sistema colector por parte del cálculo. La dilatación del sistema colector o del uréter se debe a un aumento de la presión intraluminal. Esto hace que las terminaciones nerviosas se estiren provocando el cólico. El dolor causado por los cálculos también puede deberse a mediadores inflamatorios locales, edema, hiperperistalsis e irritación de la mucosa.

Diagnóstico:

Factores diagnósticos clave:

Dolor agudo y severo en el flanco.

Otros factores diagnósticos:

Náuseas y vómitos.

Aumento de la frecuencia / urgencia urinaria.

Hematuria.

Dolor testicular.

Obesidad.

Exámenes diagnósticos

Análisis de orina

Hematología completa y diferencial.

Electrolitos séricos, BUN, y creatinina.

Prueba de embarazo en orina.

TC helicoidal sin contraste.

Análisis de la piedra.

Diagnósticos diferenciales

Apendicitis aguda.

Embarazo ectópico.

Quiste de ovario.

Enfermedad diverticular.

Obstrucción intestinal.

Considerar también: pancreatitis aguda, úlcera péptica, aneurisma aórtico abdominal, gastroenteritis, pielonefritis, obstrucción de unión uteropélvica, absceso tuboovárico, torsión testicular u ovárica, dolor musculoesquelético, isquemia mesentérica, estreñimiento y colecistitis o cólico biliar.

Opciones terapéuticas

El objetivo principal del tratamiento para un evento doloroso agudo por cálculos (cólico nefrítico) es el alivio sintomático con hidratación, analgesia y antieméticos, según sea necesario. Si hay signos y síntomas de infección, iniciar una consulta urológica inmediata. Si el paciente tiene una piedra sin signos y síntomas de infección, puede ser tratado de forma conservadora con opioides y AINEs. Si el dolor no se puede manejar con terapia conservadora, se debe considerar la descompresión renal o el tratamiento quirúrgico definitivo. La terapia médica expulsiva (TME), a saber, los alfabloqueantes, aumenta la tasa de movilización y disminuye el tiempo de paso de los cálculos a través del uréter, especialmente en cálculos ureterales distales con tamaño inferior a 10 mm. Si se ha intentado la TME durante 4 a 6 semanas sin éxito, el paciente debe someterse a cirugía.

Conducta por grupos

Presunto:

Cólico renal agudo, no embarazada: manejo conservador (hidratación, control del dolor y antieméticos).

Agudo:

Piedra confirmada, sin evidencia de obstrucción, no gestante: hidratación (cristaloides), control del dolor (ketorolac, sulfato de morfina) y antieméticos (ondansetrón).

Bacteriuria demostrada: antibioterapia (sulfametoxazol/trimetoprim, nitrofurantoína), descompresión quirúrgica.

Piedras <10 mm: terapia médica expulsiva (TME) (tamsulosina, alfuzosina, silodosina).

Piedras ≥10 mm o TME fallida: extirpación quirúrgica.

Piedra confirmada, con evidencia de obstrucción, no gestante: hidratación, control del dolor y antieméticos, descompresión y extirpación quirúrgica.

Con infección: tratamiento antibiótico (gentamicina; ampicillina + gentamicina; cefuroxima sódica, cefotetan o ceftriaxona + gentamicina; ceftriaxona).

Embarazada: referencia al especialista.

Complicaciones

Hemorragia posterior a nefrolitotomía percutánea (NLPC).

Hematoma posterior a litotricia extracorpórea por ondas de choque (LEOC).

Urosepsis posterior a LEOC, NLPC o tratamiento por ureteroscopia.

Steinstrasse (calle litiásica) posterior a LEOC.

Lesión ureteral posterior a LEOC, NLPC o ureteroscopia.

Lesión de órgano visceral.

Neumotórax.

Estrechez ureteral.

Infección neumocócica.

Prevención

La medida de prevención primaria más importante es la hidratación adecuada. La ingesta de líquidos debe ser de al menos 2 a 3 litros por día. Los factores dietéticos también son importantes. Las medidas deben incluir disminuir la ingesta de grasas, proteínas y sodio en la dieta.

En cuanto a prevención secundaria, la modificación de la dieta a largo plazo es esencial para prevenir futuros cálculos. El jugo de naranja puede elevar los niveles de citrato urinario mucho más que el jugo de limón debido a su alto contenido de potasio. La dieta debe ser equilibrada, con contribuciones de todos los grupos de alimentos, sin excesos de ningún tipo.

Parte III. Adrenales e hipófisis

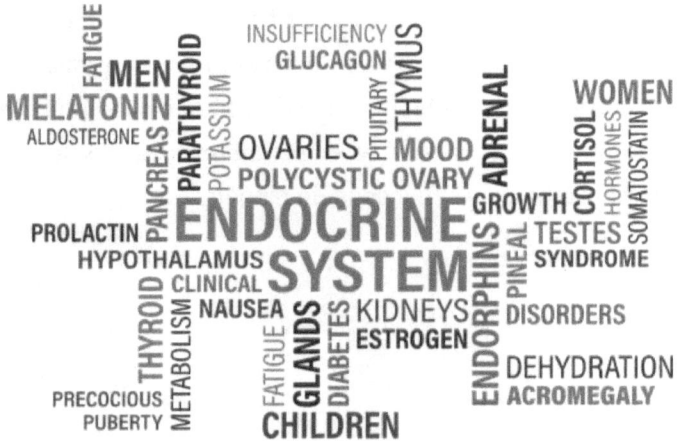

Capítulo 17. Esteroides anabólicos

Concepto

El abuso de esteroides anabólicos androgénicos se refiere al uso de derivados de la testosterona para mejorar el rendimiento atlético y/o incrementar la masa corporal y el tamaño muscular.

Clasificación

Según el Manual diagnóstico y estadístico de trastornos mentales, 5ª ed.:

Otras afecciones que pueden ser foco de atención clínica.

Trastornos relacionados con sustancias y adictivos: otros trastornos relacionados con sustancias (o desconocidos).

Trastornos obsesivo-compulsivos y afines: trastorno dismórfico corporal.

Datos estadísticos y epidemiológicos

Los esteroides anabólicos androgénicos (EAA) son la categoría de drogas prohibidas más abusada por atletas. El uso es frecuente entre culturistas, y hasta el 55% de los levantadores de potencia de élite admiten su uso. Se estima que hasta 20% de los atletas universitarios han utilizado EAA, siendo es más frecuente entre practicantes de fútbol, béisbol, lucha libre, gimnasia y culturismo, actividades tradicionalmente orientadas a hombres.

Factores de riesgo

Principales:

Género masculino.

Participación en deportes y atletismo o culturismo.

Historia de dismorfia muscular u otro trastorno de la imagen corporal.

Secundarios:

Empleado de club nocturno, bailarín profesional masculino, luchador profesional o agente de la ley.

Historia de abuso físico o sexual infantil.

Causas más frecuentes

No se conoce la causa exacta del abuso, pero la mayoría de los usuarios buscan mejorar la apariencia muscular, la fuerza o el rendimiento, y algunos intentan mejorar la autoestima o la valentía, prepararse para alguna actividad criminal u ocultar el abuso de otras sustancias.

Elementos de la fisiopatología

Los EAA son derivados sintéticos de testosterona, que es metabolizada por la 5-alfa-reductasa a dihidrotestosterona (DHT). Ésta actúa en el núcleo celular de los tejidos diana y es responsable de los efectos androgénicos (masculinización) y anabólicos (construcción de tejidos).

Tomar testosterona resulta en inhibición de la retroalimentación negativa del eje hipotalámico-hipofisario-testicular y supresión de la producción de GnRH, LH, FSH y testosterona. Como resultado ocurre atrofia testicular y disminución del recuento de espermatozoides y su movilidad. Otros efectos adversos en hombres y mujeres se enumeran en el siguiente ítem (factores diagnósticos).

Los efectos psiquiátricos incluyen agresión, psicosis, ansiedad y depresión, dependencia física y abstinencia. Los efectos hepáticos (ictericia, peliosis y tumores) no están relacionados con las hormonas, sino con la manipulación química de la estructura de la testosterona. Las complicaciones cardiovasculares incluyen dislipidemia con aterogénesis acelerada, desequilibrio hidroelectrolítico con hipertensión crónica, cardiomiopatía, hipertrofia ventricular izquierda, isquemia miocárdica, arritmias, aumento de la agregación plaquetaria, la eritropoyesis y los eventos trombóticos, y EVC.

Diagnóstico:

Factores diagnósticos clave:

Consumo de suplementos nutricionales.

Uso de otros medicamentos para contrarrestar los efectos adversos de los esteroides.

Aumento de peso y musculatura acelerados.

Apetito incrementado.

Agresión y cambios de humor.

Hirsutismo

Alteraciones del tono de voz.

Hipertrofia del clítoris.

Desarrollo muscular desproporcionado del torso superior.

Atrofia testicular.

Otros factores diagnósticos:

Acné y/o piel grasa.

Retraso temporal de la línea del cabello / Calvicie de patrón masculino.

Estrías o queloides.

Irregularidades menstruales.

Cambios en la libido.

Dolor escrotal.

Impotencia.

Esterilidad irreversible.

Masculinización/feminización prematura (adolescentes).

Deterioro cognitivo.

Molestias gastrointestinales.

Estatura baja (adolescentes).

Marcas de agujas.

Hiperplasia prostática.

Ginecomastia.

Personalidad narcisista.

Exámenes diagnósticos

Pruebas toxicológicas de orina.

Relación testosterona/epitestosterona.

LH y FSH séricos.

Hematología completa.

Glicemia.

Electrolitos séricos.

Perfil lipídico.

Pruebas de funcionalismo hepático.

CK.

Serología para hepatitis.

Serología para VIH.

Diagnósticos diferenciales

Cáncer de ovarios.

Neoplasia suprarrenal.

Hiperplasia suprarrenal congénita.

Síndrome de ovario poliquístico.

Pubertad precoz.

Anorexia nerviosa.

Síndrome de Cushing.

Considerar, además: Hirsutismo inducido por drogas, Ictericia inducida por drogas, Anemia hemolítica, Hepatitis. Cirrosis, Neoplasia maligna hepática, Colelitiasis, Abuso de otros compuestos ergogénicos.

Opciones terapéuticas

El objetivo del tratamiento es controlar las complicaciones asociadas con el uso crónico (la toxicidad aguda es poco frecuente) y prevenir su uso posterior.

Toxicidad aguda: la toxicidad aguda después de tomar EAA es rara, pero puede causar malestar gastrointestinal. Los antiácidos a base de magnesio o calcio, los inhibidores de la bomba de protones o los antagonistas H2 pueden minimizar el malestar gástrico.

Interrupción de esteroides: a diferencia de los glucocorticoides, los EAA pueden y deben suspenderse de inmediato; no está indicada la disminución de la dosis. La asesoría psicológica o la psicoterapia pueden ayudar a brindar una imagen corporal más objetiva, ayudarles a sopesar los riesgos y beneficios de la cesación y lidiar con la disforia que puede acompañar el retiro de EAA.

Conducta por grupos

Toxicidad aguda: antiácido, inhibidor de la bomba de protones o antagonista H2 (omeprazol, ranitidina).

Toxicidad crónica: descontinuación de esteroides.

Efectos reversibles: reafirmación y terapias de apoyo (acné: tretinoína, eritromicina y/o peróxido de benzoilo tópicos).

Efectos irreversibles: cirugía, terapias estéticas o referencia al endocrino.

Negativa a dejar de tomar esteroides: medidas de control y reducción de daños.

Complicaciones

Depresión.

Manía.

Estatura baja.

Adicionalmente (en menor medida): Celulitis o absceso cutáneo en el lugar de la inyección, ansiedad, psicosis, cardiomiopatía, fibrilación auricular, ictus, infarto de miocardio, dislipidemia, hipertensión, trombosis venosa profunda, embolia pulmonar, hepatitis B, hepatitis C y VIH.

Prevención

La prevención primaria se centra en deportistas olímpicos y profesionales. Las investigaciones han demostrado que enseñar acerca de los efectos adversos no convence, y que presentar los riesgos y beneficios es más efectivo.

En prevención secundaria, la identificación temprana de la recaída es importante para que el paciente pueda ser alentado a dejar de tomar esteroides. Si no acepta detenerse, se deben alentar dosis más bajas y evitar regímenes de múltiples fármacos.

Capítulo 18. Insuficiencia suprarrenal

Concepto

La insuficiencia suprarrenal se refiere a disminución de la producción de cortisol como resultado de retroalimentación negativa en el eje hipotálamo-hipófisis-suprarrenal, causada por exceso de glucocorticoides.

Datos estadísticos y epidemiológicos

Es más común encontrarla en poblaciones de pacientes donde una enfermedad subyacente es tratada con glucocorticoides (por ejemplo: EBPOC, asma o artritis).

Factores de riesgo

Principales:

Administración sistémica de glucocorticoides.

Alta potencia o dosis de glucocorticoides exógenos.

Administración local de glucocorticoides.

Tratamiento con glucocorticoides >3 semanas.

Uso de Megestrol.

Secundarios:

Programación no fisiológica de la dosis de glucocorticoides.

Uno de medroxiprogesterona.

Causas más frecuentes

Los glucocorticoides exógenos son citados como la causa más frecuente de insuficiencia suprarrenal, probablemente debido que las enfermedades para las cuales éstos son utilizados con muy comunes.

El exceso de secreción de glucocorticoides de un adenoma suprarrenal o carcinoma que causan síndrome de Cushing puede producir supresión de la glándula contralateral, produciéndose la insuficiencia suprarrenal si éstos son removidos sin suplementar los glucocorticoides.

Elementos de la fisiopatología

La exposición a exceso de glucocorticoides, administrados exógenamente o producidos endógenamente, resulta en retroalimentación negativa del eje hipotálamo-hipófisis-suprarrenal. El resultado es la disminución en la producción de hormona liberadora de corticotropina del hipotálamo y hormona adrenocorticotrópica de la hipófisis, lo que conduce a disminución de los niveles sanguíneos de cortisol. La supresión puede persistir aun después que el medicamento incitador o el exceso de glucocorticoides cese.

Diagnóstico:

Factores diagnósticos clave:

Cese repentino o disminución rápida de los glucocorticoides.

Historia de ganancia de peso o apetito aumentado.

Historia de depresión, agitación o desórdenes del sueño.

Historia de hematomas con facilidad.

Fatiga, anorexia o pérdida de peso.

Náuseas o vómitos.

Mareos o síntomas ortostáticos.

Mialgia o artralgia.

Dolor abdominal.

Características Cushingoides al examen físico.

Otros factores diagnósticos:

Historia de diabetes o hipertensión de difícil control.

Ausencia de hiperpigmentación o estigmas autoinmunes.

Características típicas de enfermedad subyacente.

Exámenes diagnósticos

Panel completo de química sanguínea (posible hipo o hiperglicemia, hipokalemia, hipomagnesemia, alcalosis por contracción).

Cortisol sérico matutino <4 microgramos/dL.

Cortisol salival matutino <0,15 microgramos/dL.

Prueba de estimulación de la ACTH (elevación de cortisol >18 microgramos/dL excluye insuficiencia suprarrenal).

Diagnósticos diferenciales

Insuficiencia suprarrenal primaria (Enfermedad de Addison).

Compresión, tumor, trauma o cirugía hipofisiarias.

Síndrome de abstinencia de corticosteroides.

Opciones terapéuticas

Los problemas encontrados en pacientes con supresión suprarrenal inducida por corticosteroides incluyen la disminución de la terapia, la profilaxis para situaciones de estrés y el tratamiento de la insuficiencia suprarrenal clínica manifiesta.

Conducta por grupos

Presuntivo:

Características de crisis suprarrenal: Hidrocortisona intravenosa (dosis de ataque) + medidas de soporte + tratamiento de cualquier evento precipitante + reducción de corticosteroides orales cuando se estabilice el cuadro.

Agudo:

Estrés intercurrente menor: Dosis doble temporal de corticosteroides existentes.

Estrés intercurrente severo: Hidrocortisona intravenosa (dosis de estrés) + reducción de corticosteroides orales cuando se estabilice el cuadro.

Pacientes sometidos a cirugía: Consideración para la dosis de estrés de hidrocortisona intravenosa.

En curso:

Pacientes estables que toman corticosteroides para la enfermedad subyacente: adecuados para la interrupción o disminución gradual:

Duración de corticosteroides <1 semana: interrupción de los corticosteroides.

Duración de corticosteroides 1-3 semanas: interrupción o disminución gradual de los corticosteroides.

Duración de corticosteroides >3 semanas: disminución gradual de los corticosteroides.

Complicaciones

Dependencia de corticosteroides.

Secuelas permanentes de crisis suprarrenal.

Prevención

En prevención primaria, es importante usar la menor dosis de glucocorticoides por el menor tiempo posible para tratar una enfermedad subyacente.

En prevención secundaria, en aquellas enfermedades donde los glucocorticoides forman parte del arsenal terapéutico, pero existen drogas no esteroideas como opción, se debe considerar el uso de estas alternativas luego de evaluar posibles riesgos y beneficios.

Capítulo 20. Neoplasias endocrinas múltiples

Concepto

Son síndromes tumorales hereditarios de patrones neoplásicos variables y se caracterizan por el desarrollo de tumores endocrinos múltiples. Pueden incluir adenomas paratiroideos, adenomas hipofisarios, tumores neuroendocrinos enteropancreáticos, lipomas faciales, angiofibromas faciales, cánceres medulares de tiroides y feocromocitomas.

Clasificación

Los síndromes de Neoplasias Endocrinas Múltiples (NEM) se clasifican según las características de los tumores.

NEM Tipo 1 (NEM1): pacientes con 2 o más de los tumores asociados de los que se enumeran a continuación, 1 tumor asociado y un familiar de primer grado con la enfermedad, o sobre una base genética con una mutación patógena diagnosticada de NEM1.

Endocrino:

Adenomas paratiroideos.

Adenomas hipofisarios.

Gastrinomas y otros tumores enteropancreáticos.

Tumores neuroendocrinos/carcinoides de origen bronquial/gástrico/ tímico.

Tumores corticales suprarrenales.

Tumores del SNC, incluyendo meningiomas.

Tumores tiroideos.

No endocrino:

Tumores cutáneos.

Lipomas.

Angiofibromas faciales.

NEM Tipo 2 (NEM2): Generalmente surgen de mutaciones del protooncogén RET causando cáncer medular de tiroides y/o feocromocitoma. Existen 3 subgrupos:

NEM2A (también conocido como síndrome de Sipple), pueden tener:

Cáncer medular de tiroides.

Feocromocitoma.

Adenomas paratiroideos multiglandulares con hiperparatiroidismo.

Enfermedad de Hirschsprüng como característica asociada.

Liquen amiloide cutáneo como característica asociada.

NEM2B, pueden tener:

Cáncer medular de tiroides.

Feocromocitoma.

Contextura corporal marfanoide.

Ganglioneuromatosis intestinal mucosa.

Cáncer de tiroides medular familiar, pueden tener:

Patrones familiares de cánceres de tiroides medulares aislados.

Genealogías de portadores múltiples >50 años de edad.

Ninguna otra manifestación de NEM2.

Datos estadísticos y epidemiológicos

Los síndromes NEM son relativamente raros.

<u>NEM1</u>

Prevalencia mundial estimada entre 1 en 50.000 y 1 en 500.000.

Al menos el 90% desarrollan hiperparatiroidismo primario (HPTP) a la edad de 50 años, pero <4% de los pacientes con HPTP esporádico tienen NEM.

30% al 75% de los pacientes con NEM1 tienen tumores neuroendocrinos pancreáticos.

Los prolactinomas son los adenomas hipofisarios NEM1 más comunes.

Adenomas hipofisarios secretores de hormona del crecimiento y los no funcionales son los segundos adenomas hipofisarios NEM1 más comunes.

<u>NEM2</u>

Reportado en aproximadamente 1000 familias en todo el mundo en 2001.

Mayoría de casos son NEM2A.

El cáncer medular de tiroides se presenta en casi todos los portadores genéticos de NEM2 en la edad adulta si no se trata con tiroidectomía profiláctica, y es la característica de presentación más común.

El feocromocitoma se produce en cerca del 50% de los pacientes con NEM2A y es la primera manifestación en 25% de los pacientes.

Los adenomas paratiroideos multiglandulares se desarrollan hasta en 30% de los pacientes con NEM2A.

Las variantes raras de MEN2A incluyen enfermedad de Hirschsprüng y liquen amiloide cutáneo.

NEM2B es bastante raro y, en comparación con NEM2A, es notable por un feocromocitoma más agresivo y un cáncer medular de tiroides que se presenta a edades más tempranas.

Factores de riesgo

Principales:

Casos familiares de NEM.

Mutación del protooncogén RET.

Mutación del NEM1.

Causas más frecuentes

NEM1 y NEM2 son causados por mutaciones autosómicas dominantes que pueden heredarse u ocurrir esporádicamente.

Las mutaciones del gen NEM1 son responsables del 80% al 90% de los casos de NEM1, pero las correlaciones de genotipo a fenotipo son débiles.

Las mutaciones del protooncogén RET son responsables de casi todos los casos de NEM2 y los fenotipos de las 3 variantes principales (NEM2A, NEM2B y el cáncer medular de tiroides familiar) son predichos por estas mutaciones. Diferentes mutaciones confieren diferentes riesgos de agresividad al cáncer medular de tiroides y la penetración de feocromocitoma.

Elementos de la fisiopatología

La hipersecreción hormonal (dependiente del tipo de tumor) conduce a síntomas específicos de NEM:

La hipersecreción de la hormona paratiroidea puede aumentar la absorción intestinal de calcio y la movilización de calcio de los huesos, lo que aumenta el riesgo de osteoporosis y nefrolitiasis. También puede ocurrir hipercalcemia como resultado de la tirotoxicosis y el feocromocitoma (y la insuficiencia suprarrenal).

La hipersecreción de prolactina puede causar problemas menstruales y de fertilidad debido a los efectos supresores de la prolactina elevada sobre la hormona liberadora de gonadotropina.

La hipersecreción de la hormona del crecimiento puede causar una producción excesiva de factor de crecimiento tipo 1 similar a la insulina y conducir a acromegalia.

La producción normal de hormonas puede verse interrumpida por presión de los adenomas hipofisarios no funcionales sobre la glándula pituitaria, lo que lleva a una sobreproducción de prolactina.

La hipersecreción de hormona adrenocorticotrópica puede causar estimulación suprarrenal y niveles elevados de corticosteroides, lo que lleva al síndrome de Cushing.

La hipersecreción de la hormona estimulante de la tiroides puede causar hipersecreción de T4 y T3, que conduce a tirotoxicosis, que a menudo es clínicamente leve o subclínica.

La hipersecreción de gastrina puede causar sobreestimulación de las células del estómago que secretan ácido clorhídrico, lo que lleva al síndrome de Zöllinger-Ellison. Los gastrinomas NEM1 son casi totalmente duodenales y generalmente multicéntricos.

La hipersecreción de hormonas peptídicas producidas por tumores neuroendocrinos y pancreáticos intestinales puede causar varios síndromes / condiciones específicas de la hormona implicada.

La hipersecreción de catecolaminas (de feocromocitomas) puede ser crónica o episódica y puede causar características como sudoración, cefalea, palpitaciones e hipertensión severa.

La hipersecreción de calcitonina puede ocurrir como resultado del cáncer medular de tiroides.

Los genes NEM1 producen proteínas nucleares llamadas meninas.

Los protooncogenes RET codifican proteínas transmembrana grandes que transducen señales de crecimiento y diferenciación en varios tejidos en desarrollo, incluidos aquellos derivados de las crestas neurales.

Diagnóstico:

Factores diagnósticos clave:

Edad joven (NEM1/2).

Antecedentes familiares positivos (NEM1/2).

Tríada episódica de sudoración, palpitaciones y dolor de cabeza (NEM2)

Características clínicas de los cálculos renales (NEM1/2).

Neuromas de la mucosa (NEM2B).

Distancia entre brazos y relación segmento superior-inferior-cuerpo (NEM2B).

Nódulo palpable de la tiroides (NEM2).

<u>Otros factores diagnósticos:</u>

Cambios de peso (NEM1/2).

Hipertensión (NEM1/2).

Dolor abdominal (NEM1/2).

Exámenes diagnósticos

Calcitonina sérica (NEM2) [elevada]

Antígeno carcinoembrionario sérico (NEM2) [elevado]

Metanefrinas plasmáticas (NEM2) [elevado]

Hormona paratiroidea y calcio séricos (NEM1/2) [elevado]

Gastrina sérica en ayunas (NEM1) [elevado]

Cromogranina sérica A (NEM1) [elevado].

Prolactina sérica (NEM1) [elevada].

Factor de crecimiento similar a la insulina 1 (NEM1) [elevado].

Metanefrinas y catecolaminas en orina de 24 horas (NEM2) [elevado].

Calcio en orina de 24 horas (NEM1/2) [bajo, normal o elevado].

Biopsia de tiroides (NEM2) [células atípicas o cáncer medular de tiroides].

Glucosa/insulina sérica en ayuno (NEM1) [niveles de insulina no suprimidos cuando el nivel de glucosa es <45 mg/dL, si hay insulinoma].

Péptido C sérico (NEM1) [elevado].

Proinsulina sérica (NEM1) [elevada].

Polipéptido pancreático sérico (NEM1) [elevado].

Glucagón sérico (NEM1) [elevado].

T4 (tiroxina libre) (NEM1) [bajo o elevado].

TSH (NEM1) [bajo, normal o elevado].

Diagnósticos diferenciales

Cáncer medular de tiroides familiar.

Síndrome de hiperparatiroidismo por tumor mandibular.

Hiperparatiroidismo familiar aislado.

Hiperparatiroidismo primario de aparición esporádica.

Hipercalcemia hipocalciúrica familiar.

Tumores hipofisarios familiares aislados.

Complejo de Carney.

Opciones terapéuticas

El tratamiento varía según las manifestaciones específicas del NEM1 (por ejemplo, hiperparatiroidismo, gastrinoma, lesión pancreática, adenoma hipofisario) o NEM2 (por ejemplo, hiperparatiroidismo, cáncer medular de tiroides, feocromocitoma).

Todos los tumores son evaluados quirúrgicamente. Sin embargo, las curas quirúrgicas a menudo no son posibles, en parte porque puede haber múltiples tumores primarios y en parte porque la metástasis puede haber ocurrido antes de que los primarios sean evidentes. Cuando los tumores se consideran inoperables, se utilizan terapias médicas para reducir la morbilidad y aliviar los síntomas mediante el control del exceso de producción de hormonas.

El tratamiento de pacientes con >1 manifestación de NEM1 o NEM2 está sujeto a juicio clínico caso por caso.

Conducta por grupos

Presuntivo:

Historia familiar de NEM2: Confirmar el estado del portador ± cirugía, Reemplazo de hormona tiroidea.

Confirmado:

NEM1

Hiperparatiroidismo: hidratación, hipercalcemia, farmacoterapia, cirugía.

Gastrinoma/Síndrome de Zöllinger-Ellison: inhibidores de la bomba de protones, hidratación, farmacoterapia hipercalcemia, cirugía.

Lesión pancreática sin sobreexpresión de receptores de somatostatina: octreótido, cirugía.

Adenoma hipofisario no funcional: observación, cirugía.

Prolactinoma: agonistas de la dopamina, tumor productor de hormona adrenocorticotrópica u hormona del crecimiento, cirugía.

NEM2

Hiperparatiroidismo: hidratación ± hipercalcemia farmacoterapia, cirugía.

Cáncer medular de tiroides operable: cirugía, reemplazo de hormona tiroidea.

Cáncer medular de tiroides inoperable: control de síntomas.

Cáncer medular de tiroides metastásico: control de síntomas, cirugía de reducción de volumen, colocación de stent traqueal.

Feocromocitoma: cirugía. Bloqueo adrenérgico preoperatorio, reemplazo de hidrocortisona y fludrocortisona a largo plazo, antagonistas alfa-1 a corto plazo + shortacting, antagonistas beta-adrenérgicos, intento de cambio a alfa-1 a largo plazo, antagonistas + antagonistas beta-adrenérgicos de acción prolongada.

Complicaciones

Alto riesgo:

Hipoparatiroidismo post-tiroidectomía en pacientes con NEM2.

Metástasis

Riesgo bajo:

Hipoparatiroidismo post-tiroidectomía en pacientes con NEM1.

Hipoparatiroidismo postparatiroidectomía.

Hipopituitarismo y diabetes insípida postcirugía pituitaria.

Prevención

No se puede hacer nada para prevenir esta enfermedad genética, pero el despistaje anual de nuevos tumores endocrinos puede ayudar a reducir la morbimortalidad asociada.

La identificación y tratamiento tempranos de los portadores de MEN pueden disminuir significativamente las tasas de morbilidad y mortalidad. El control regular de los portadores identificados permite una intervención temprana una vez que se desarrollan los tumores y puede reducir la mortalidad por feocromocitoma y tumores de células de tipo enterocromafina.

Capítulo 21. Hipopituitarismo

Concepto

Se refiere al déficit parcial o total de una o más hormonas pituitarias. Puede surgir como un defecto congénito durante el desarrollo de la glándula o como resultado de una enfermedad adquirida de la pituitaria, de las estructuras paraselares o del hipotálamo.

Clasificación

No hay clasificación formal. Se puede dividir según la etiología:

Neoplásicas:

Tumores anteriores de la hipófisis.

Tumores posteriores de la hipófisis.

Tumores paraselares.

Linfomas.

Metástasis pituitarias.

Vasculares:

Apoplejía pituitaria.

Síndrome de Sheehan.

Anomalías vasculares.

Hemorragia subaracnoidea.

Desórdenes inflamatorios/infiltrativos:

Hipofisitis linfocítica.

Hipofisitis relacionada a inmunoterapia con anti-CTLA-4.

Hemocromatosis, Histiocitosis X.

Enfermedades granulomatosas.

Infecciosas:

Abscesos.

Tuberculosis, sífilis, micosis.

Congénitas:

Déficits hormonales familiares aislados o múltiples.

Mutación de factores de transcripción involucrados en el desarrollo de la glándula pituitaria.

Displasias septoópticas y otros síndromes de la línea media.

Síndromes de Prader-Willi y de Bardet-Biedl.

Postirradiación:

Tumores pituitarios, paraselares, nasofaríngeos o craneoespinales.

Postquirúrgicas:

Posterior a resección transesfenoidal de adenoma hipofisiario o reparación de aneurisma.

Miscelaneos:

Lesión traumática cerebral.

Síndrome de la silla vacía.

Enfermedad hipotalámica.

Medicamentos (por ejemplo, opioides o megestrol).

Datos estadísticos y epidemiológicos

Es sumamente raro. Tiene una prevalencia de 45 casos por 100.000 habitantes y una incidencia de 4 casos por 100.000 habitantes por año. No existe una tendencia definida relacionada con el sexo, raza, edad o ubicación geográfica.

Las tasas de mortalidad cardiovascular y cerebrovascular son mayores en estos pacientes que en la población general, siendo la responsable de esta mortalidad incrementada el déficit de hormona de crecimiento.

Factores de riesgo

Principales:

Tumor hipofisiario.

Apoplejía hipofisiaria.

Cirugía de hipófisis.

Radiación craneal.

Lesión traumática cerebral.

Defectos genéticos.

Enfermedad hipotalámica.

Secundarios:

Desórdenes inflamatorios.

Síndrome de Sheehan.

Síndrome de la silla vacía.

Meningitis tuberculosa.

Sífilis.

Causas más frecuentes

Fueron ya enumeradas en el ítem de la clasificación.

Elementos de la fisiopatología

La pérdida secuencias de las hormonas hipofisiaria a anteriores secundaria a un efecto de masa ocurre con la pérdida de de al menos algunas hormonas importantes, como la GH y las gonadotropinas (LH y FSH). A esto sigue la pérdida subsecuente de otras hormonas importantes: la ACTH y la TSH.

Se piensa que el hipopituitarismo que resulta de los adenomas hipofisiarios está relacionado con alteración del flujo sanguíneo al tejido hipofisiario normal, compresión del tejido normal o interferencia con la entrega de las hormonas hipotalámicas vía sistema portal hipotálamo-hipófisis.

La apoplejía hipofisiaria se presenta de forma repentina con cefalea intensa, alteraciones visuales u oftalmoplejía debido a parálisis de los nervios craneales (III, IV y VI). El hipopituitarismo debido a infarto hipofisiario se puede desarrollar inmediatamente o después de un retardo de muchos años, dependiendo del grado de destrucción titular.

Diagnóstico:

Factores diagnósticos clave:

Historia de enfermedad hipofisiaria o hipotalámica.

Historia de lesión cerebral traumática.

Cefaleas.

Retraso en el desarrollo o estatura corta.

Infertilidad.

Hipoglicemia.

Amenorrea/Oligomenorrea.

Galactorrea.

Pubertad tardía.

<u>Otros factores diagnósticos:</u>

Eventos cardiovasculares.

Intolerancia al frío.

Ganancia de peso.

Disfunción eréctil y libido reducido.

Náuseas.

Vómitos.

Fatiga.

Debilidad.

Vértigo.

Estreñimiento.

Piel seca.

Relajación retardada de los reflejos.

Exámenes diagnósticos

Electrolitos séricos. [Sodio bajo en deficiencia de ACTH o TSH; elevado en diabetes insípida]

Osmolaridad sérica y urinaria.

Cortisona y ACTH a las 8:00 am. [Bajos]

Pruebas de función tiroidea. [T3 y T4 bajos; TSH normal o baja]

Testosterona, LH y FSH en hombres a las 8:00 am. [Bajos]

Estrógenos, LH y FSH en mujeres. [Bajos]

Prolactina. [Baja]

Factor de crecimiento parecido a la insulina 1 (IGF-1). [Bajo]

Prueba de estimulación cosintropin/tetracosactido. [Respuesta inadecuada del cortisol]

Diagnósticos diferenciales

Enfermedad de Addison.

Hipotiroidismo primario.

Shock (cardiogénico o séptico).

Opciones terapéuticas

Debe abordarse la causa subyacente donde sea posible. Algunas causas, como cirugía o radioterapia previas, no pueden ser corregidas y el tratamiento se enfoca en el reemplazo hormonal.

La terapia de reemplazo endocrino debe apuntar a imitar el medio hormonal normal tanto como sea posible.

Conducta por grupos

Apoplejía hipofisiaria: hidrocortisona intravenosa.

Hipopituitarismo: tratamiento de cualquier causa subyacente corregirle.

Con déficit de ACTH: + corticosteroides orales de mantenimiento (hidrocortisona o prednisona) + corticosteroides IM o IV para eventos por estrés.

Con déficit de hormona tiroidea: + levotiroxina después de reemplazo adrenal total.

Mujer con déficit de hormona liberadora de gonadotropina sin deseos de fertilidad: + estrógenos (estradiol transdérmico) o estrógenos conjugados + progesterona.

Mujer con déficit de hormona liberadora de gonadotropina con deseos de fertilidad: + gonadotropinas.

Hombre con déficit de hormona liberadora de gonadotropina sin deseos de fertilidad: + testosterona (transdérmico o cipionato).

Hombre con déficit de hormona liberadora de gonadotropina con deseos de fertilidad: + gonadotropinas.

Con déficit de hormona de crecimiento: + hormona de crecimiento recombinante (somatotropina recombinante).

Con déficit de ADH: desmopresina (nasal u oral).

Con hipofisitis asociada a terapia de anticuerpos anti-CTLA-4: + altas dosis de glucocorticoides (metilprednisolona o prednisona).

Complicaciones

Infertilidad masculina.

Infertilidad femenina.

Sobre-reemplazo de corticosteroides.

Sobre-reemplazo de tiroxina.

Sobre-reemplazo de desmopresina.

Sobre-reemplazo de GH.

Sobre-reemplazo de testosterona.

Capítulo 22. Diabetes insípida y SIADH

Concepto

La diabetes insípida es un desorden metabólico caracterizado por una capacidad defectuosa de concentrar la orina en los riñones lo que resulta en la producción de una gran cantidad de orina diluida.

El síndrome de secreción inadecuada de hormona antidiurética (SIADH) es caracterizado por hiponatremia hipotónica, orinas concentradas, y un estado euvolémico. El deterioro de la excreción de agua libre es causado por incremento en la liberación de arginina vasopresina (AVP).

Clasificación

DIABETES INSÍPIDA (Clasificación etiológica):

Diabetes insípida central: debida a un defecto en la síntesis o liberación de AVP desde el eje hipotálamo-hipófisis.

Diabetes insípida nefrogénica: debida a insensibilidad o resistencia renal a la AVP, con la resultante falta de permeabiliabilidad de los túbulos colectores al agua.

SIADH (Clasificación clínica):

Tipo A: liberación no regulada de AVP. 30% de los pacientes.

Tipo B: filtración lenta de AVP. 30% de los pacientes.

Tipo C: restablecimiento osmostático. 30% de los pacientes.

Tipo D: seudo-SIADH. 10% de los pacientes. AVP bajo o indetectable.

Datos estadísticos y epidemiológicos

La diabetes insípida (DI) es rara y es difícil estimar su prevalencia en la población general. No hay diferencia clara de prevalencia entre géneros o grupos étnicos. Las causas hereditarias representan el 1-2% de todos los casos.

La hiponatremia se encuentra normalmente en el entorno hospitalario agudo, siendo elevada su incidencia (18%) entre pacientes de ancianatos, aunque son escasos los estudios de incidencia/prevalencia de SIADH en la literatura. La hiponatremia severa se presenta en forma aguda en 21% de los casos y en forma crónica en el 79%, siendo su principal causa la sobrehidratación, principalmente iatrogénica, mientras que el SIADH ocurre solo en el 8% de los pacientes.

Factores de riesgo

PARA DIABETES INSÍPIDA:

Principales:

Cirugía hipofisiaria.

Craneofaringioma.

Lesiones del tallo hipofisiario.

Lesiones cerebrales traumáticas.

Anormalidades hipofisiarias congénitas.

Medicamentos.

Enfermedades autoinmunes.

Síndrome de Wolfram.

Historia familiar de mutaciones genéticas.

Secuendarios:

Embarazo.

Enfermedad vascular cerebral.

Anemia drepanocítica.

Sarcoidosis o Amiloidosis renal.

Diabetes mellitus pobremente controlada.

Hipercalcemia o hipokalemia crónicas.

Desnutrición proteica.

PARA SIADH:

Principales:

Edad >50 años.

Afecciones pulmonares.

Ancianatos.

Malignidades.

Medicamentos asociados con inducción de SIADH.

Desorden del SNC.

Secundarios:

Estado postoperatorio.

Ejercicios de resistencia.

Causas más frecuentes

DE DIABETES INSÍPIDA:

Tiene un origen central, resultado de un déficit absoluto o relativo de AVP, o un origen renal, resultado de insensibilidad o resistencia del riñón a la AVP, con reducción de la permeabilidad al agua del túbulo colector.

Causas centrales: cirugía hipofisiaria, craneofaringioma, lesión cerebral traumática, lesión del tallo hipofisiario, malformaciones congénitas, mutaciones genéticas, desórdenes autoinmunes, infecciones del SNC, EVC, medicamentos y causas reconocidas (temozolamida e IgG4).

Causas renales: medicamentos, mutaciones de la vía del receptor de AVP y enfermedades crónicas.

Durante el embarazo se puede desarrollar un tipo de DI transitoria debido a disminución del umbral osmótico para la sed y de la liberación de AVP.

DE SIADH:

Se incluyen aquellas condiciones que induzcan mayor liberación o sensibilidad a la AVP: drogas (amiodarona, carbamazepina, clorpromazina, amitriptilina, ciclofosfamida, vincristina, etc.), procesos neumónicos, malignidades (cánceres de pulmón, gastrointestinal o génitourinarios, linfomas o sarcomas), desórdenes del SNC y otros estímulos para la liberación de AVP.

Elementos de la fisiopatología

DE DIABETES INSÍPIDA:

La AVP (u hormona antidiurética, ADH) es producida en el hipotálamo y liberada vía tallo hipofisiario a la hipófisis posterior donde es almacenada para su posterior liberación en respuesta a hiperosmolalidad y a mecanismo baroregulados.

La AVP actúa sobre los receptores AVP2 del riñón para provocar aumento de la permeabilidad al agua en el túbulo colector lo que resulta en concentración de la orina y

La DI central resulta de cualquier condición que afecte la producción, transporte o liberación de AVP. La DI renal resulta de condiciones que afectan la capacidad de respuesta del túbulo colector a al AVP. En ambos casos, hay un defecto en la reabsorción del agua por el riñón, lo que resulta en la producción de orina diluida e hipotónica que puede estar acompañada de sed significativa y depleción de volumen de severidad variable.

En los casos de etiología a no traumáticas, los síntomas se instalan de forma insidiosa. En el caso de etiología traumática, se puede instaurar DI transitoria o permanente, que evoluciona en 3 fases:

Fase poliúrica.

Fase diurética.

Fase de DI permanente.

DE SIADH:

La AVP es producida en el hipotálamo y entregada a la hipófisis posterior para ser liberada a la circulación, siendo muchos los mecanismos que median su secreción (presión osmótica, hipotensión arterial, etc.).

La secreción inapropiada de AVP ocurre en las condiciones señaladas antes; ésta ejerce su efecto estimulando los receptores AVP V2 localizados en el lado basolateral de la célula principal, lo que finalmente facilita la absorción libre de agua en el túbulo colector y resulta en orinas concentradas, ingesta excesiva de agua libre e hiponatremia.

Diagnóstico:

Factores diagnósticos clave:

DE DIABETES INSÍPIDA:

Historia de enfermedad hipofisiaria/hipotalámica.

Antecedentes familiares / Mutaciones genéticas.

Historia de terapia con litio.

Historia de desórdenes autoinmunes.

Poliuria.

Polidipsia.

DE SIADH:

Ausencia de hipovolemia.

Ausencia de hipervolemia.

Ausencia de signos de insuficiencia suprerrenal o hipotiroidismo.

Náuseas.

Vómitos.

Otros factores diagnósticos:

DE DIABETES INSÍPIDA:

Nicturia.

Síntomas inespecífica de hipernatremia en el SNC.

Signos de depleción de volumen.

Espasmos musculares.

DE SIADH:

Sin historia reciente de uso de diuréticos.

Exámenes diagnósticos

DE DIABETES INSÍPIDA:

Osmolalidad urinari <300 mOsm/kg H2O.

Osmolalidad sérica normal o elevada.

Sodio Sérico normal o elevado.

Calcio sérico normal o elevado.

Potasio sérico normal o bajo.

Tira reactiva de orina negativa para glicosuria.

Volumen de orina recolectado en 24 horas >3 litros.

BUN sérico normal o elevado.

Glicemia normal.

DE SIADH:

Sodio sérico <135 mEq/L.

Osmolaridad sérica <280 mOsm/kg H2O.

BUN sérico <10 mg/Dl.

Osmolalidad urinaria >100 mOsm/kg H2O.

Sodio urinario >40 mEq/L.

Diagnósticos diferenciales

DE DIABETES INSÍPIDA:

Polidipsia psicógena.

Diabetes mellitus (crónica).

Estado hiperglicémico hiperosmolar.

Hiperaldosteronismo.

Diuréticos.

Hipercalcemia.

DE SIADH:

Seudohiponatremia.

Hipovolemia.

Pérdida cerebral de sal.

Hipervolemia.

Polidipsia psicógena.

Pobre ingesta de solutos.

Insuficiencia renal.

Enfermedad de Addison.

Hypotiroidismo.

Opciones terapéuticas

Las metas del tratamiento incluyen la corrección de cualquier déficit de agua preexistente y reducción de las pérdidas excesivas de agua urinaria en curso.

El tratamiento depende del tipo de DI (central o nefrógena), de la velocidad de inicio y la presencia de cualquier hipernatremia asociada (Sodio sérico >145 mEq/L).

PARA SIADH:

La meta del tratamiento es corregir la hiponatremia con administración de sal o restricción hídrica.

Hiponatremia aguda (≤48 horas de duración) con síntomas severos: Se administra solución salina hipertónica (NaCl 3%) y se verifican los niveles de sodio sérico cada 2 horas con la meta de lograr un incremento de 1-2 mEq/kg/hora hasta resolver los síntomas neurológicos.

Hiponatremia crónica (>48 horas de duración) con síntomas severos: se hará la corrección con solución salina hipertónica cuidando no inducir la producción de una mielinolisis pontina central

Conducta por grupos

PARA DIABETES INSÍPIDA:

Hipernatremia en cualquier estadío: líquidos orales/intravenosos.

DI central aguda:

Sin historia de cirugía o trauma hipofisiario reciente: desmopresina + líquidos orales/intravenosos.

Cirugía o trauma hipofisiario reciente:

Primera línea: desmopresina.

Segunda línea: manejo adecuado de líquidos intravenosos + líquidos orales/intravenosos.

DI central crónica: desmopresina (oral o nasal).

DI nefrógena: mantener una adecuada ingesta de líquidos + tratar las causas subyacentes + restricción de sodio y/o farmacoterapia (Hidroclorotiazida o Indometacina).

PARA SIADH:

Síntomas severos:

Aguda (inicio ≤48 horas): solución salina hipertónica IV + restricción hídrica + tratar la causa subyacente + Furosemida.

Crónica (inicio >48 horas o desconocido): solución salina hipertónica IV + Antagonista de los receptores de vasopresina (Conivaptán o Tolvaptán) + + tratar la causa subyacente + Furosemida.

Síntomas leves a moderados:

Aguda (inicio ≤48 horas): tratar la causa subyacente + restricción hídrica.

Crónica (inicio >48 horas o desconocido): tratar la causa subyacente + Antagonista de los receptores de vasopresina (Conivaptán o Tolvaptán).

Asintomático con sodio ≥125 Meq/L: restricción hídrica + tratar la causa subyacente.

Complicaciones

DE DIABETES INSÍPIDA:

Hipernatremia.

Hiponatremia iatrogénica.

Trombosis.

Disfunción renal y vesical.

DE SIADH:

Mielinolisis pontina central.

Prevención

DE SIADH:

En cuanto a prevención primaria, varias estrategias para evitar la hiponatremia hospitalaria a menudo relacionada con SIADH, incluyen evitar líquidos hipotónicos antes de un procedimiento quirúrgico, controlar las náuseas y el dolor y monitoreo estrecho de los pacientes adultos mayores y aquellos que toman medicamentos asociados con SIADH.

En prevención secundaria, los pacientes con factores de riesgo para el desarrollo de SIADH deberían ser monitoreadas con paneles químicos y preguntas específicas sobre signos y síntomas de hiponatremia.

Capítulo 23. Hiperprolactinemias

Concepto

Se conoce como hiperprolactinemia al aumento de la hormona prolatina en la sangre, sobrepasando los valores normales.

Clasificación

Se clasifica de acuerdo a su causa:

Causas fisiológicas: embarazo, estimulación de los pezones durante lactancia o examen clínico de senos, estrés.

Causas patológicas: enfermedad o alteración del eje hipotalámico-hipofisario (adenomas lactotróficos, disminución del bloqueo dopaminérgico en la secreción de prolactina, entre otros), infección, traumatismo o tumor hipotalámico.

Causas farmacológicas: uso de bloqueadores de H2 (ranitidina y cimetidina), verapamilo, antidepresivos (como desipramina o clomipramina), metoclopramida, opiáceos, entre otros.

Secundario a patologías sistémicas: cirrosis, hipotiroidismo, insuficiencia renal crónica, opientre otras.

Datos estadísticos y epidemiológicos

La prevalencia de las hiperprolactinemias varía de acuerdo a la población. Entre los asiáticos es de 0,4%, en Inglaterra oscila entre 0,7% en hombres y 2,5% en mujeres. Los tumores hipofisarios representan el 50% de todos los hiperprolactinemias. Está presente en el 17% de las mujeres con ovarios poliquisticos.

Factores de riesgo

Tratamientos previos con radioterapia en la glándula pituitaria a dosis igual o mayor a 50 Gy (o 5000 cGy / rads).

Hipotiroidismo.

Enfermedades crónicas hepáticas o renales.

Dosis elevadas de medicamentos señalados.

Causas más frecuentes

Las causas fueron señaladas en la clasificación.

Elementos de la fisiopatología

La producción de prolactina se encuentra influenciada por la estimulación de péptidos hipotalámicos, el péptido intestinal vasoactivo (conocido como VIP), hormona liberadora de tirotropina (o TRH), factor de crecimiento epidérmico y antagonistas de los receptores de dopamina.

Asimismo, la dopamina ejerce un efecto inhibidor de la producción de prolactina, mientras que la depuración de la prolactina se realiza mediante la función renal. Cualquier condición que retrase la depuración de prolactina, disminuya los niveles de dopamina y aumente la producción de estimulantes prolactinicos, puede desencadenar hiperprolactinemia.

Diagnóstico:

Historia clínica:

Antecedentes personales de radioterapia.

Uso de medicamentos.

Evaluación clínica:

Signos y síntomas sugerentes de hiperprolactinemia: esterilidad, períodos irregulares, galactorrea, ginecomastia, disfunción eréctil, disminución de libido, sequedad vaginal.

Exámenes diagnósticos

Análisis de niveles de prolactina en sangre: en hombres: >20 ng/ml. En mujeres no embarazadas: >25 ng/ml, durante el embarazo >400 µg/l.

Perfil tiroideo: para descartar hipotiroidismo.

Prueba de GCH cuantitativa en sangre: descarta embarazo.

Resonancia magnética del cerebro e hipófisis: descarta prolactinoma.

Estudios de función renal (urea y creatinina).

Diagnósticos diferenciales

Embarazo.

Infección de Herpes.

Gigantismo.

Acromegalia.

Lesión renal aguda.

Opciones terapéuticas

El tratamiento consiste en identificar la causa y enfocar el tratamiento en base a ella.

Causa fisiológica: orientación a paciente para inicio de control prenatal y manejo de estrés.

Causa patológica: medicamentos para disminuir la producción de prolactina (bromocriptina o cabergolina). Se plantea cirugía para extirpar prolactinomas o el uso de radiación para reducir su tamaño.

Causa farmacológica: ajuste de dosis o reemplazo de medicamento siempre que sea posible.

Conducta por grupos

Hiperprolactinemia en enfermedad cardiovascular: se emplean las medidas anteriores más interconsulta con cardiología para vigilar efectos secundarios metabólicos.

Embarazo con prolactina >400µg/l: indicar resonancia magnética por sospecha de prolactinoma. Se administra bromocriptina a pacientes sintomáticas (cefaleas o alteraciones visuales) ya que indica crecimiento del tumor.

Complicaciones

Por lo general, las complicaciones de la hiperprolactinemia se asocian principalmente a los prolactinomas como causa, estos son:

Pérdida de visión.

Hipopituitarismo.

Osteoporosis.

Prevención

No se puede prevenir.

Capítulo 24. Tumores de hipófisis

Concepto

Se trata del crecimiento de neoplasias ubicadas en la silla turca y que pueden originarse a partir de la glándula hipófisis.

Clasificación

- Adenomas hipofisarios: son tumores benignos de lento crecimiento y sin tendencia a diseminarse a otras partes del cuerpo.
- Adenomas hipofisarios invasivos: son tumores benignos pero que pueden diseminarse hasta los huesos del cráneo y estructuras óseas adyacentes (senos paranasales).
- Carcinomas hipofisarios: tumores malignos que pueden diseminarse hasta estructuras del sistema nervioso central y estructuras lejanas; son infrecuentes.

También pueden clasificarse de acuerdo a su comportamiento en:

- Tumores de la hipófisis funcionante: productoras de hormonas. Asociados a manifestación de signos y síntomas.
- Tumores de la hipófisis no funcionante: no producen hormonas.

Existen otras clasificaciones de acuerdo al tumor hipofisario. Los más comunes son los adenomas de la hipófisis y su clasificación es:

Estadio I: o microadenomas corresponde a tumores <1 cm sin expansión selar.

Estadio II: o macroadenomas, corresponden a tumores ≥1 cm, los cuales pueden extenderse más allá de la silla turca.

Estadio III: o macroadenomas y aumento de volumen con invasión supraselar.

Estadio IV: cuando ocasiona destrucción de la silla turca.

Datos estadísticos y epidemiológicos

Los tumores de hipófisis representan entre el 10 al 20% de todos los tumores intracraneales. El 90% de los tumores hipofisarios, corresponde al adenoma hipofisario. Tiene una prevalencia entre el 14,4% al 22,5%.

Factores de riesgo

Edad.

Antecedentes familiares.

Trastornos genéticos: neoplasia endocrina múltiple tipo 1 (MEN 1), complejo de Carney entre otros.

Causas más frecuentes

Presencia de uno o más de los factores de riesgos mencionados.

Elementos de la fisiopatología

Los tumores hipofisarios se originan a partir proliferación monoclonal de células encontradas en la pituitaria anterior o posterior. Esto tiene lugar debido a trastornos genéticos los cuales originan alteraciones morfológicas, ultraestructural, histoquímicas e inmunohistoquímicas a nivel celular.

El oncogengsp, es el más importante en el desarrollo de tumores de hipófisis, otros son AIP, MEN1, p53, entre otros.

Diagnóstico:

Historia clinica

Antecedentes familiares o personales.

Examen clínico:

La presentación clínica es muy diversa. Debe realizarse un exhaustivo examen clínico a fin de identificar signos o síntomas sugerentes de tumores en la hipófisis.

Algunos de los signos y síntomas son:

Amenorrea.

Cefalea.

Disminución de la libido.

Fatiga y cansancio.

Disminución visual debe evaluarse los campos visuales para descartar compresión de nervios ópticos

Intolerancia al frío.

Hipogonadismo (hombres).

Galactorrea.

Diabetes insípida: polidipsia, poliurea.

Manifestación cardiovascular: hipertensión, arritmia, entre otros.

Resistencia a la insulina.

Artropatías.

Aumento de tamaño acral y espesor de la piel.

Macroglosia.

Exámenes diagnósticos

Resonancia magnética con godolinio: evidencia de lesión hipocaptante.

Tomografía computada de silla turca: especialmente para evaluar el estado estructuras óseas adyacentes.

Estudio endocrinológico: perfil tiroideo, cortisol (cortisol libre urinario, test de supresión a bajas y altas dosis con dexametasona), prolactinemia, ACTH, IGF1, testosterona, LH, FSH, estrógenos (Discriminar por sexos).

Exámenes bioquímicos en sangre: glucosa.

Análisis de orina en 24 horas.

Muestreo venoso para tumores hipofisarios.

Biopsia.

La evidencia de la prolactinemia es fundamental para el diagnóstico de prolactinomas.

Diagnósticos diferenciales

Hipofisitis.

Craneofaringioma.

Quiste de la bolsa de Rathke.

Hiperplasia fisiológica de la bolsa.

Opciones terapéuticas

El tratamiento de los tumores de hipófisis, consiste en remoción quirúrgica o a través de tratamiento médico siempre que sea posible. Además, tiene dos aspectos fundamentales: corregir alteraciones hormonales preoperatorias y los ejes hormonales necesarios en el preoperatorio como son el eje tiroideo y adrenal.

Corrección eje tiroideo y adrenal preoperatorio: levotiroxina 50 a 100ug/día e hidrocortisona a 20mg/día.

El tratamiento médico contra el tumor hipofisario está indicado en prolactinomas.

La radioterapia se indica tras un posoperatorio donde quedan restos tumorales.

Tras confirmada la malignidad de tumor se indica quimioterapia.

Conducta por grupos

- **Prolactinoma en el embarazo:** en pacientes sintomáticas se indica bromocriptina.

Complicaciones

Las complicaciones dependen del tipo de tumor hipofisario, estas pueden ser:

Enfermedad cardiaca.

Diabetes mellitus.

Apnea del sueño.

Osteoartritis.

Cáncer de colon.

Osteoporosis.

Infertilidad.

Alteraciones menstruales.

Aumento de peso.

Prevención

No se puede prevenir.

Parte IV. Ovarios y testículos

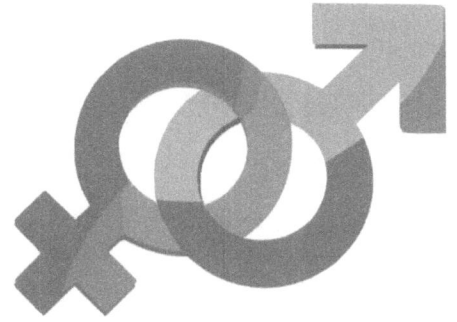

Capítulo 25. Trastornos menstruales

Concepto

Son cambios o alteraciones que ocurren durante la fase folicular del ciclo menstrual y que puede manifestarse durante el ciclo endometrial durante la fase de descamación periódica mensual de la mucosa endometrial.

Clasificación

Los trastornos menstruales se clasifican de acuerdo a su manifestación y comportamiento en:

Alteraciones del ritmo:

Comprende al tiempo de duración de los ciclos menstruales:

Polimenorrea intervalo <21 días.

Oligomenorrea intervalo 35 a 90 días.

Amenorrea secundaria intervalo >90 días.

Alteraciones de cantidad:

Hipermenorrea cantidad >120 ml.

Hipomenorrea cantidad <50 ml.

Los trastornos menstruales también pueden dividirse en:

Amenorrea: es la ausencia de menstruación, a su vez se clasifica en:

Amenorrea primaria: a los 15 años de edad hay ausencia de menarquia o cuando a los 13 años no hay evidencia de desarrollo de caracteres sexuales secundarios ni menarquia.

Amenorrea secundaria: ausencia de menstruación durante 6 meses en mujeres o adolescentes con periodos menstruales irregulares o en el primer año luego de la menarquia. En el caso de mujeres con ciclos menstruales regulares, se considera amenorrea secundaria luego de 3 meses con ausencia de menstruación.

Sangrado uterino anormal: es un sangrado que no corresponde con el ciclo menstrual normal. No está relacionado a la menstruación o no corresponde a la edad de la mujer.

Dismenorrea: corresponde al dolor uterino incapacitante que tiene lugar durante o de 1 a 3 días antes de la menstruación. Es un dolor agudo, sordo, constante, puede haber calambres y tiende a irradiarse a los miembros inferiores. Además, se acompaña con náuseas, cefalea, entre otros.

Dismenorrea primaria: en ausencia de enfermedad ginecológica.

Dismenorrea secundaria: en evidencia de enfermedad pélvica.

Datos estadísticos y epidemiológicos

La Sociedad Americana de Pediatría, estableció que la duración normal de la menstruación es en promedio de 2 a 7 días, siendo el rango del ciclo entre 21 a 45 días como parámetro normal.

La OMS, señala que durante la adolescencia, los ciclos menstruales tienden a ser irregulares. Los trastornos menstruales son más comunes durante esta etapa. La prevalencia de los trastornos del ciclo menstrual, son alrededor del 37,07% durante la adolescencia. Por su parte, la dismenorrea representa alrededor del 25% de las consultas ginecológicas.

El sangrado uterino anormal es causado en un 90% por causas anovulatorias, mientras que el 10% de las causas se debe a procesos ovulatorios.

Factores de riesgo

Dismenorrea:

Menarquia a edad temprana (<9 años).

Menstruaciones de larga duración.

Antecedentes familiares con dismenorrea.

Fumar.

Alcoholismo.

Sobrepeso u obesidad.

Ansiedad, depresión.

Sangrado uterino anormal:

Edad (>40 años).

Estrés emocional.

Ejercicio extremo.

Amenorrea:

Antecedentes familiares de amenorreas.

Trastornos alimenticios: anorexia, bulimia, entre otras.

Entrenamientos deportivos rigurosos.

Causas más frecuentes

De acuerdo al tipo de trastorno menstrual, las causas pueden ser distintas.

Sangrado uterino anormal:

Disfunción ovulatoria.

Embarazo normal o ectópico.

Hiperplasia endometrial.

Fibromas o pólipos uterinos (miomatosis).

Infección uterina (incluye el cuello uterino).

Desequilibrio hormonal.

Cáncer ginecológico (en vagina, cuello uterino o útero).

Aborto espontáneo.

Amenorrea primaria:

Insuficiencia ovárica.

Cambios bruscos en peso corporal.

Trastornos en el sistema nervioso o glándula pituitária.

Síndrome de Asherman.

Alteraciones morfológicas: Himen imperforado, tabique vaginal transverso, estenosis del cuello uterino, aplasia vaginal o uterina.

Tuberculosis endometrial.

Amenorrea secundaria:

Disfunción hipotalámica estructural: lesión cerebral traumática, tumor hipotalámico, histiocitosis de células de Langerhans, tuberculosis, entre otras.

Disfunción hipotalámica funcional: infección por VIH, abuso de drogas, caquexia, trastornos crónicos (Crohn, talasemia mayor, fibrosis quística), desnutrición.

Disfunción hipofisaria: tumores cerebrales (meningioma, gliomas, etc.), aneurisma de la hipófisis, hemocromatosis, síndrome de Sheehan, entre otros.

Disfunción ovárica: quimioterapia, radioterapia, parotiditis, entre otros.

Alteraciones hormonales: síndrome de ovarios poliquísticos, síndrome de Cushing, trastornos tiroideos, virilización por fármacos, tumores ováricos o suprarrenales productores de hormonas.

Dismenorrea primaria:

Las causas no están bien precisadas. Se sospecha, que son el resultado de isquemia o contracciones uterinas dolorosas mediadas por prostaglandinas.

Dismenorrea secundaria:

Endometriosis.

Malformaciones congénitas uterinas (útero subestado o bicornutado, entre otras).

Enfermedad inflamatoria pélvica.

Adenomiosis uterina.

Dispositivos intrauterinos.

Fibromas.

Adherencias intrauterinas.

Elementos de la fisiopatología

Amenorrea:

Amenorrea anovulatoria: ocurre disfunción ovulatoria por interrupción del ciclo de producción de estrógenos impulsada por gonadotropina o interrupción de cambios cíclicos del endometrio.

Amenorrea ovulatoria: los procesos fisiológicos de la ovulación son normales, pero existen anomalías anatómicas de los genitales internos, que ocasionan la obstrucción de la salida del flujo menstrual.

Dismenorrea: aunque no es muy precisa la causa de la dismenorrea, se sabe, que ocurren procesos vasculares acentuados, además, ocurre una intensa acción espástica en las fibras musculares.

Sangrado uterino anormal: de acuerdo a la causa, los mecanismos fisiopatológicos son distintos. Algunos son: predisposición genética (factores epigenéticos) los cuales estimulan la formación de fibromas mediadas por acción hormonal. Desarrollo de plexo arterial perimiomatoso. Desequilibrios hormonales. CID.

Diagnóstico:

Factores generales:

Antecedentes médicos familiares.

Antecedentes médicos personales.

Signos y síntomas:

Dismenorreas: dolor pélvico menstrual de fuerte intensidad e incapacitante. Puede acompañarse de náuseas, mareos, cefalea, lumbalgia, diarrea, vómitos y fatiga.

Amenorrea primaria: ausencia de menarquia a los 15 años o ausencia de menarquia y signos de pubertad a los 13 años.

Amenorrea secundaria: ausencia de menstruaciones por ≥ 3 meses en mujeres con menstruaciones regulares previas, menos de 9 menstruaciones/año, cambio repentino en el ciclo menstrual.

Sangrado uterino anormal: ocurre <21 días de diferencia, duración de sangrado menstrual >7 días o >80ml (polimenorrea e hipermenorrea). Sangrado frecuente e irregular, ocurre entre menstruaciones (metrorragia).

Exámenes diagnósticos

Hemograma y bioquímica sanguínea.

Prueba de GCH cuantitativa en sangre (descartar embarazo).

Niveles de TSH y T4 libre.

CBC.

Niveles de progesterona sérica (≥ 3 ng/ml, indica ovulación).

Prueba de tiempos de coagulación (para sangrado uterino anormal).

Prueba de FSH.

Prueba de Androgenos.

Niveles de estradiol.

Prueba *Neisseria gonorrea* y *Chlamydia* (descata enfermedad inflamatoria pélvica o cervicitis en sangrado uterino anormal).

Electrolitos (en caso de sospechar anorexia nerviosa).

Prueba de Papanicolau.

Ecografía transvaginal (sangrado uterino anormal).

Ecografía pélvica (descarta tumores virilizantes, malformaciones genitales internas o quistes ováricos).

Cariotipo (en caso de amenorrea primaria).

Resonancia magnética cerebral (búsqueda de prolactinoma, tumores SNC, en caso de amenorrea con TSH normal y prolactina elevada).

Histerosalpingografía (en caso de sospechar pólipos endometriales).

Test de gestágenos (amenorrea).

Histeroscopio (sospecha de S. de Asherman).

Diagnósticos diferenciales

Enfermedades crónicas.

Tumores ováricos productores de hormonas.

Leucemia.

Enfermedad de Von Willebrand.

Infecciones.

Traumatismo.

Enfermedad inflamatoria pélvica.

Opciones terapéuticas

Cada trastorno menstrual consta de un tratamiento distinto de acuerdo a su causa.

Amenorrea:

Malformaciones genitales internas se corrigen quirúrgicamente. Indicar levotiroxina en caso de hipotiroidismo. Tratamiento hormonal sustitutivo, anticonceptivos orales (estimulación endometrial). En caso de S. de Asherman, indicar antibiótico de amplio espectro durante 10 días + altas dosis de estrógeno durante 2 meses. En presencia de prolactinomas indicar agonistas dopaminérgicos a dosis bajas.

Dismenorrea:

Incluye analgésicos: AINES (especialmente acetaminofén y diclofenac), Anticonceptivos orales combinados (ACO), acetato de Medroxiprogesterona. Se plantea medidas no farmacológicas como psicoterapia, ejercicios físicos, suplemento de vitamina B1 y B6 a 100mg//día, vitamina E 500mg (2 días antes de la menstruación y 3 días después). Si no hay respuesta al AINE y ACO, se indica laparoscopia. Procedimiento quirúrgico en caso de requerirse (ablación de uterosacros, neurectomía presacra).

Sangrado uterino anormal:

Identificar la causa de la hemorragia, controlar el sangrado revertir anemia mediante administración de suplementos de hierro y transfusiones sanguíneas en caso de requerirse. De acuerdo a la causa: indicar AINES (ácido mefenámico y naproxeno). Se indica ácido tranexámico a dosis entre 1-1,3 gr cada 6 u 8 horas (durante la menstruación). Puede indicarse progesterona a dosis de 200 mg al día por 21 días., DIU con liberación de progestágeno para suprimir el desarrollo endometrial y disminuir el flujo menstrual.ACO combinado con acetato de medroxiprogesterona a 10 mg/día o con acetato de noretindrona 2,5 a 5 mg/día durante 21 días. Se plantea histeroscopia y ablación endometrial en caso de requerirse. En caso de rechazo de terapia hormonal, se plantea histerectomía.

Conducta por grupos

Recidiva de dismenorrea luego de tratamiento quirúrgico: referir a tercer nivel de atención.

Dismenorrea en presencia de úlceras digestivas: suspender AINES; evaluar medidas de psicoterapia, iniciar tratamiento con Paracetamol indicando entre 325 a 650 mg cada 4 horas.

Sangrado uterino anormal abundante y signos de emergencia: estabilizar estado hemodinámico mediante soluciones cristaloides intravenosas. Utilizar hemoderivados y otras medidas en caso de requerirse. Plantear histerectomía en caso de compromiso vital.

Hiperplasia endometrial en mujeres posmenospáusicas con sangrado uterino anormal: Histeroscopia.

Hiperplasia endometrial en mujeres premenospáusicas con sangrado uterino anormal: indicar acetato de medroxiprogesterona vía oral a dosis de 40 mg/día por 3 a 6 meses o DIU liberador de levonorgestrel. Transcurridos 6 meses, indicar biopsia endometrial.

Complicaciones

Sangrado uterino anormal.

Anemia.

Amenorrea.

Osteoporosis.

Infertilidad.

Prevención

Adoptar dietas balanceadas.

Dejar hábitos tabáquicos.

Moderar el consumo de alcohol.

Moderar los entrenamientos deportivos exhaustivos.

Control de peso.

Control ginecológico periodo al menos 1 vez al año.

Apoyo psiquiátrico, en caso de bulimia, anorexia, entre otros.

Capítulo 26. Síndrome de ovarios poliquísticos

Concepto

Incluye síntomas de hiperandrogenismo, presencia de hiperandrogenemia, oligo o anovulación y morfología de ovario poliquístico en la ecografía.

Clasificación

No hay clasificación formal para el síndrome de ovario poliquístico (SOP). Se ha propuesto la siguiente:

SOP Leve: periodos irregulares, ovarios poliquísticos, concentración de andrógenos levemente elevados, concentraciones normales de insulina, riesgo a largo plazo desconocido.

SOP Ovulatorio: períodos regulares, ovarios poliquísticos a la ecografía, concentraciones de andrógenos elevadas, concentraciones elevadas de insulina y riesgo a largo plazo desconocido.

Hiperandrogenismo y anovulación crónica: períodos irregulares, ovarios normales, concentración de andrógenos e insulina elevadas y riesgo potencial a largo plazo.

SOP severo: períodos irregulares, ovarios poliquísticos a la ecografía, concentración de andrógenos e insulina elevadas y riesgo potencial a largo plazo.

Datos estadísticos y epidemiológicos

Según la clasificación anterior, el porcentaje de mujeres afectadas sería: SOP leve y ovulatorio, 16% cada uno; Hiperandrogenismo, 7%; y SOP severo, 61%.

El SOP afecta a 6%-8% de las mujeres en edad reproductiva, iniciando sus síntomas al momento de la pubertad. Representa el 80-90% de casos de hiperandrogenismo en mujeres.

El SOP parece ser heredado como un desorden complejo común, con una heredabilidad de hasta el 70%.

Factores de riesgo

Principales:

Historia familiar de SOP.

Adrenarquia prematura.

Secundarios:

Bajo peso al nacer.

Exposición fetal a andrógenos.

Obesidad.

Disruptores endocrinos ambientales.

Causas más frecuentes

La etiología del SOP es desconocida. Múltiples sistemas se ven comprometidos y no está claro el sitio del defecto primario. Se ha postulado una probable alteración del eje hipotálamo-hipófisis con amplitud y frecuencia de pulsos de LH incrementada; otra hipótesis plantea una alteración a nivel de los ovarios que conduce a una sobreproducción de andrógenos; otros han postulado defectos a la sensibilidad a la insulina con resistencia a la insulina que conduce a hiperinsulinemia.

Elementos de la fisiopatología

La falta de conocimiento de la localización del defecto primario hace que la fisiopatología del SOP no sea bien comprendida, habiendo muchos candidatos: ovarios, adrenales, hipófisis, hipotálamo y los tejidos sensibles a la insulina.

Las investigaciones han permitido aclarar algunas de las interacciones entre estos sistemas. La resistencia a la insulina conduce a una hipersecreción de insulina por el páncreas para mantener la normoglicemia. La hiperinsulinemia promueve la secreción de andrógenos ováricos y pudiera promoverlo igualmente a nivel adrenal.

Diagnóstico:

Factores diagnósticos clave:

Mujer en edad reproductiva.

Menstruación irregular.

Infertilidad.

Hirsutismo.

Otros factores diagnósticos:

Acné.

Sobrepeso u obesidad.

Hipertensión.

Caída del cabello.

Piel grasa o sudoración excesiva.

Acantosis nigricans.

Exámenes diagnósticos

Testosterona sérica libre y total elevada.

Sulfato de dehidroepiandrosterona sérica (SDHEA) elevada.

17-hidroxiprogesterona sérica: > 800 nanogr/dL indica hiperplasia adrenal.

Prolactina sérica: elevación puede sugerir prolactinoma.

Prueba de tolerancia oral a la glucosa.

Perfil lipídico en ayuno: colesterol total, LDL y triglicéridos elevados; HDL bajo.

Diagnósticos diferenciales

Deficiencia de 21-hidroxilasa.

Disfunción tiroidea.

Hiperprolactinemia.

Síndrome de Cushing.

Neoplasias secretoras de andrógenos (adrenales o de ovario).

Síndrome de resistencia severa a la insulina.

Drogas androgénicas/anabólicas.

Hipogonadismo hipogonadotrópico.

Insuficiencia ovárica prematura.

Insuficiencia aparente de cortisona reductasa.

Opciones terapéuticas

La terapia se enfoca típicamente o en la mejoría de la fertilidad o el tratamiento de los síntomas de hiperandrogenismo, dependiendo de las necesidades y metas del paciente.

Conducta por grupos

Con infertilidad y deseo de fertilidad:

Primera línea: pérdida de peso + metformina; o clomifene + metformina + dexametasona.

Segunda línea: gonadotropinas (folitropin alfa o beta, o menotropinas) + metformina.

Tercera línea: fertilización in vitro + metformina + perforación ovárica laparoscópica.

Sin deseo de fertilidad:

Con características hiperandrogénicas:

Primera línea: anticonceptivos orales (drosperidona/etinil estradiol, o desogestrel/etinil estradiol, o norgestimato/etinil estradiol) + metformina + remoción mecánica del vello o terapia tópica.

Segunda línea: antiandrógeno (espironolactona o finasteride) o antiandrógeno más anticonceptivo oral + metformina + remoción mecánica del vello o terapia tópica.

Tercera línea: análogo de la GnRH (leuprolide) más anticonceptivo oral + remoción mecánica del vello o terapia tópica.

Con oligoamenorrea: pérdida de peso o anticonceptivo oral o progestina cíclica.

Con características hiperandrogénicas más oligoamenorrea:

Primera línea: pérdida de peso + anticonceptivo oral + metformina + remoción mecánica del vello o terapia tópica.

Segunda línea: antiandrógeno más anticonceptivo oral + metformina + remoción mecánica del vello o terapia tópica.

Tercera línea: análogo de la GnRH (leuprolide) de acción prolongada más anticonceptivo oral + remoción mecánica del vello o terapia tópica.

Complicaciones

- Infertilidad.
- Complicaciones del embarazo.
- Síndrome metabólico.
- Dislipidemia.
- Complicaciones psicológicas.
- Apnea obstructiva del sueño.
- Diabetes tipo 2.
- Hígado graso no alcohólico.
- Enfermedad cardiovascular.

Prevención

No hay ensayos clínicos de medidas de prevención primaria del SOP.

En prevención secundaria, la pérdida de peso y la metformina pueden prevenir la diabetes y la aterosclerosis.

Capítulo 27. Climaterio y menopausia

Concepto

Se entiende por menopausia el cese de la menstruación durante al menos 12 meses consecutivos, sin ninguna otra razón para la amenorrea.

Clasificación

No hay clasificación formal. Las siguientes son definiciones relacionadas con el proceso:

Menopausia: es un evento natural que generalmente ocurre entre los 40 y 60 años de edad, y representa el cese permanente de la menstruación y la función ovulatoria.

Menopausia prematura: menopausia antes de los 40 años y puede ocurrir espontáneamente o debido a cirugía, radioterapia, quimioterapia, enfermedad autoinmune, síndrome de X frágil o causas idiopáticas.

Insuficiencia ovárica primaria: amenorrea, estado hipoestrogénico y elevación de las gonadotropinas debido a disminución de la función ovárica antes de los 40 años.

Perimenopausia (transición menopáusica o climateria): período de años anteriores y posteriores a la menopausia marcado por menstruación irregular y síntomas de menopausia. Su duración es variable.

Datos estadísticos y epidemiológicos

La edad promedio de la menopausia es de 51 años. Los sofocos (síntomas vasomotores) son los síntomas más comunes de la menopausia (24% de las mujeres); su prevalencia disminuye rápidamente con la edad.

Factores de riesgo

Principales:

Edad entre 40 y 60 años.

Tratamiento para el cáncer.

Fumar.

Cirugía de ovario.

Secundarios:

La edad de la menopausia de la madre.

Causas más frecuentes

Las mujeres nacen con un número determinado de ovocitos. A medida que este suministro se agota alrededor de los 40 años, la producción ovárica de progesterona, estradiol y testosterona disminuye y con ésta la fertilidad.

Antes de la menopausia, el estradiol es el estrógeno predominante. Después de la menopausia, la estrona (derivada del metabolismo del estradiol en el hígado y de la conversión periférica de la androstenediona en el tejido adiposo), se convierte en el estrógeno dominante. Los síntomas de la menopausia, como los sofocos y la atrofia urogenital, están estrechamente relacionados con la disminución de los niveles de estradiol.

Elementos de la fisiopatología

El estado menopáusico tiene varios signos y síntomas patognomónicos diferentes, cada uno de los cuales está relacionado con la disminución de la producción de hormonas ováricas.

La fisiopatología precisa de los síntomas vasomotores es desconocida. La combinación de cambios bioquímicos en los niveles hormonales, alteraciones en la zona termorreguladora central, alteraciones en varios sistemas de neurotransmisores (serotoninérgicos, noradrenérgicos, opioides, suprarrenales y autonómicos), la predisposición genética y factores sociales o culturales contribuyen a la percepción y queja individual por los sofocos.

La disminución de los niveles de estradiol se asocia con atrofia urogenital sintomática en aproximadamente el 40% de las mujeres posmenopáusicas. Puede haber adelgazamiento del epitelio vaginal, disminución de las secreciones, reducción de la elasticidad vaginal y aumento del pH del fluido vaginal (> 6). Los síntomas vaginales incluyen sequedad, prurito y relaciones sexuales dolorosas. El adelgazamiento del epitelio vaginal y vulvar puede provocar desgarros y sangrado durante el coito. Los cambios visibles en el examen incluyen palidez, pérdida de arrugas, encogimiento del clítoris y labios menores, pérdida de grasa en los labios mayores y encogimiento de la vagina. Estos factores pueden conducir a dispareunia significativa con disminución concomitante en la autoestima, la calidad de vida y la función sexual.

En la transición a la menopausia (climaterio), la reabsorción ósea se acelera, lo que resulta en un rápido descenso de la densidad ósea en los 3 a 5 años posteriores al último período menstrual. Esto, combinado con otros factores, como la pérdida de acondicionamiento y el uso de corticosteroides, aumenta el riesgo de fracturas con actividades de la vida diaria o caídas.

El riesgo de mortalidad por enfermedad cardiovascular aumenta con el inicio de la menopausia, independientemente de la razón. Esto parece ser impulsado por un cambio en el perfil lipídico, aumento en las LDL y disminución en las HDL.

Diagnóstico:

Factores diagnósticos clave:

Amenorrea.

Ciclo menstrual irregular.

Sofocos y sudoración nocturna.

Síntomas vaginales (resequedad, prurito y dispareunia).

Cambios de humor.

Otros factores diagnósticos:

Alteración del sueño.

Pérdida leve de la memoria.

Menorragia.

Exámenes diagnósticos

Prueba de embarazo, negativa.

FSH elevada.

Diagnósticos diferenciales

Embarazo.

SOP.

Hipertiroidismo.

Hipotiroidismo.

Anorexia.

Efectos adversos de drogas (nitratos, niacina, raloxifeno o tamoxifeno).

Síndrome carcinoide.

Opciones terapéuticas

El tratamiento está indicado si los síntomas interfieren con el funcionamiento y la calidad de vida de la mujer. La terapia hormonal se debe administrar a la dosis más baja y durante el menor tiempo posible. No hay una duración máxima predeterminada de la terapia hormonal; todas las pacientes requieren una toma de decisión individualizada.

Conducta por grupos

Presentación inicial, con síntomas vasomotores leves: cambios en el estilo de vida (ejercicio, dieta, etc.).

Mujeres con útero, sofocos moderados a severos, con o sin reducción de la libido:

Amenorrea >12 meses: régimen continuo combinado (estrógenos conjugados/medroxiprogesterona; o estradiol/acetato de noretrindona transdérmico).

Irregularidad menstrual y períodos de amenorrea (perimenopausia):

Primera línea: régimen secuencial.

Segunda línea: estrógenos conjugados/bazedoxifeno.

Tercera línea: inhibidor de la recaptación selectiva de serotonina inhibidor de la recaptación de serotonina-norepinefrina (paroxetina. escitalopram, desvenlafaxina o venlafaxina).

Cuarta línea: gabapentina.

Quinta línea: clonidina.

Mujeres sin útero o con DIU liberador de levonorgestrel colocado en los últimos 5 años, sofocos de moderados a severos, con o sin reducción de la libido:

Primera línea: estrógeno (estradiol transdérmico o estrógeno conjugado).

Segunda línea: inhibidor de la recaptación selectiva de serotonina/inhibidor de la recaptación de serotonina-norepinefrina.

Tercera línea: gabapentina.

Cuarta línea: clonidina.

Sólo atrofia urogenital:

Primera línea: estrógeno vaginal conjugado ± crema hidratante vaginal.

Segunda línea: ospemifeno ± crema hidratante vaginal.

Solo reducción de la libido: combinación de estrógeno y andrógeno (estrógeno esterificado/metiltestosterona).

Solo incontinencia urinaria por estrés: rehabilitación del piso pélvico.

Complicaciones

Sangrado vaginal relacionado con terapia hormonal.

Sensibilidad mamaria relacionada con terapia hormonal.

Tromboembolismo venoso relacionado con terapia hormonal.

Cáncer mamario relacionado con terapia hormonal.

Accidente vascular cerebral relacionado con terapia hormonal.

Infecciones del tracto urinario.

Prevención

No está recomendado usar la terapia hormonal para la prevención primaria de enfermedades crónicas en mujeres posmenopáusicas porque los riesgos generales superan los beneficios. Se debe informar a las mujeres sobre los factores de la dieta y el estilo de vida que pueden ayudar a reducir los síntomas menopáusicos tempranos y mejorar la salud posterior. Tales factores incluyen mantener un peso saludable, dejar de fumar, ingesta adecuada de calcio y vitamina D, aumentar el ejercicio y reducir el alcohol y la cafeína.

Capítulo 28. Infertilidad femenina

Concepto

La capacidad disminuida de una pareja para concebir un hijo debido a una causa definible (por ejemplo, problemas de ovulación, trompas, etc.) o a una falla inexplicable de concebir en un período de 2 años se conoce como infertilidad.

Clasificación

No hay clasificación formal y la siguiente es una clasificación según las causas:

Disfunción ovulatoria: causa disturbios menstruales como amenorrea y hemorragia uterina disfuncional. Presente en 40% de las mujeres con infertilidad.

Infertilidad anatómica: la enfermedad inflamatoria pélvica causa infertilidad por obstrucción de las trompas de Falopio o por restricción de su movimiento. Lo mismo sucede con las anormalidades uterinas, adquiridas o congénitas.

Endometriosis: el crecimiento de tejido endometrial fuera del útero que responde hormonalmente puede provocar obstrucción anatómica de las trompas. También puede conducir a infertilidad por producción de citokinas que son tóxicas para los espermatozoides y el embrión.

Infertilidad inexplicable: se piensa que en este caso hay una subfertilidad con disminución total de la fecundidad. La mayoría de estas pacientes concebirán sin intervención.

Datos estadísticos y epidemiológicos

La principal causa de infertilidad es la enfermedad tubárica infecciosa, incluyendo infecciones por gonorrea, Chlamydia o tuberculosis.

Se han establecido estadísticas para las diferentes causas de infertilidad femenina: 16% tubárica, 15% disfunción ovulatoria, 31% disminución de la reserva ovárica, 8% endometriosis y 6% causas uterinas.

Factores de riesgo

Principales:

Edad mayor de 35 años.

Historia de enfermedad de transmisión sexual.

Grasa corporal muy alta.

Grasa corporal muy baja.

Fumar.

Secundarios:

Enfermedad auto inmune.

Historia de apendicitis.

Enfermedad psiquiátrica.

Abuso de sustancias.

Consumo de alcohol.

Consumo de cafeína.

Estrés.

Causas más frecuentes

Las etiologías de la infertilidad femenina incluyen anomalías cervicales/uterinas, enfermedad de las trompas, disfunción ovulatoria e infertilidad inexplicable. La etiología más frecuente es la disfunción ovárica dado que la edad es un factor de riesgo importante para la infertilidad. Se ha demostrado claramente que la fecundidad disminuye con la edad y esta disminución se acelera a la edad de 35 años. El síndrome de ovario poliquístico, que se estima afecta al 5% de las mujeres, también es un factor importante para la infertilidad ovulatoria. La principal causa de infertilidad en todo el mundo es la enfermedad tubárica debida a una infección, incluida la gonorrea, la infección por clamidia y la tuberculosis. La endometriosis también contribuye a los trastornos de las trompas. Fumar, la grasa corporal muy alta y la disminución de la masa corporal también pueden contribuir a un retraso en la concepción.

Elementos de la fisiopatología

La fisiopatología varía según la etiología.

Disfunción ovulatoria: La anovulación hipogonadotrópica se produce como resultado de anomalías hipotalámicas o hipofisarias. La anovulación hipergonadotrópica se produce como resultado de la insuficiencia ovárica. El SOP es la causa más común de anovulación eugonadotrópica.

Enfermedad de las trompas: Más a menudo causada por la infección por gonorrea y clamidia. Este último es la principal causa de salpingitis aguda en todo el mundo. La manifestación de esta enfermedad es variada, desde un absceso subclínico hasta un agudo tuboovárico que puede incluir peritonitis y perihepatitis. El riesgo de oclusión tubárica es cercano al 10% para un episodio inicial de salpingitis y se duplica con cada infección posterior.

Endometriosis: puede causar obstrucción anatómica de las trompas. También puede conducir a la infertilidad al producir citocinas que pueden ser tóxicas para los espermatozoides o embriones.

Relacionado con la edad: causadas por la disminución en el número y menor calidad de los ovocitos. Si bien el número de ovocitos que quedan en el ovario (reserva ovárica) repercute en las tasas de embarazo, la edad también conduce a una mayor tasa de aneuploidía de ovocitos debido a la disminución del cruce cromosómico, la fragilidad del huso meiótico y el acortamiento telomérico. Esto conduce a una alta probabilidad de fracaso de la implantación, aborto involuntario y descendencia cromosómica anormal.

Inexplicable: se define como la incapacidad de concebir después de 2 años de relaciones sexuales regulares sin protección ante investigaciones normales (es decir, ovulación normal, análisis de semen normal, trompas de Falopio indemnes).

Anomalías uterinas: pueden ser congénitas (útero didelfo, útero bicorne o unicorne y tabique uterino) o adquiridas (leiomiomas intramurales o submucosos gigantes).

Anomalías cervicales: El moco cervical es fundamental para facilitar la entrada de los espermatozoides en el útero y para iniciar la capacitación de los espermatozoides, el último paso en la maduración de los espermatozoides. Durante el período periovulatorio, el moco se vuelve abundante, delgado y estirable. Las enfermedades cervicales, como la cirugía o la infección, pueden alterar las glándulas cervicales y/o la producción de moco.

Diagnóstico:

Factores diagnósticos clave:

Historia de cirugía pélvica previa.

Ciclos menstruales irregulares.

Hirsutismo.

Acné.

Anormalidades uterinas palpables.

Anormalidades anexarles.

Galactorrea.

Otros factores diagnósticos:

Dispareunia.

Exámenes diagnósticos

Progesterona en fase lútea.

LH urinaria.

Ecografía transvaginal.

Histerosalpingografía.

Histerosalpingosonografía con contraste.

Otras: FSH basal, LH sérica, estradiol sérico, testosterona sérica libre, TSH sérica, prolactina sérica, RMN pélvica, laparoscopia e histeroscopia, y cariotipo

Diagnósticos diferenciales

Infertilidad masculina.

Opciones terapéuticas

El tratamiento es dirigido a corregir cualquier patología y restaurar la función reproductiva. La meta última es lograr un embarazo saludable que conduzca a un recién nacido sano.

La cirugía tubárica no es considerada como la primera línea de tratamiento para la esterilidad teniendo a la fertilización in vitro (FIV) antepuesta ampliamente.

Conducta por grupos

Con condición médica asociada o subyacente: optimización del manejo médico.

Anovulatorio:

Hipotalámica o hipopituitaria

Primera línea: estimulación ovárica controlada (menotropinas o folitropin alfa) + GCH + consejería.

Segunda línea: FIV + consejería.

SOP

Primera línea: pérdida de peso + consejería + metformina o estimulación ovárica controlada + consideración de perforación ovárica (solo SOP resistente al clomifeno) + consejería + metformina.

Segunda línea: FIV + consejería.

Síndrome de ovarios no poliquísticos, no hipotalámica, no hipopituitaria:

Primera línea: estimulación ovárica controlada + consejería.

Segunda línea: FIV + consejería.

Tubárico:

FIV + consejería + reconstrucción tubárica.

Relacionado con endometriosis:

Primera línea: estimulación ovárica controlada + inseminación intrauterina + consejería.

Segunda línea: FIV + consejería + ablación quirúrgica.

Relacionado con la edad:

Consejería + donación de ovocitos con donante para FIV o estimulación ovárica controlada + FIV.

Inexplicable:

Primera línea: manejo expectante estratificado según la edad + consejería.

Segunda línea: estimulación ovárica controlada + consejería + inseminación intrauterina.

Tercera: FIV + consejería.

Daño o pérdida uterina:

Subrogación + consejería.

Complicaciones

Síndrome de hiperestimulación ovárica inducida por gonadotropina (SHO): alta probabilidad.

Gestación múltiple: alta probabilidad.

Hipoestrogenismo inducido por clomifeno: probabilidad media.

Cáncer de ovarios: baja probabilidad.

Prevención

Se recomienda hacer modificaciones de estilo de vida: obesidad, tabaquismo, encuentros sexuales sin protección con múltiples parejas, etc. Es muy recomendable que las mujeres intenten formar familias antes de los 35 años, cuando sea posible.

Capítulo 29. Infertilidad masculina

Concepto

La presencia de parámetros anormales del semen en el hombre de una pareja que no puede lograr la concepción después de 1 año de relaciones sexuales sin protección. La OMS establece la presencia de ≥1 anomalía en el análisis del semen o la presencia de función sexual o eyaculatoria inadecuada.

Clasificación

No existe una clasificación formal y puede ser categorizado según la etiología:

Insuficiencia espermática primaria.

Trastornos genéticos de la infertilidad.

Azoospermia obstructiva.

Varicocele.

Hipogonadismo.

Criptorquidia.

Idiopática.

Anticoncepción masculina.

Infecciones de las glándulas accesorias masculina.

Tumores malignos de células germinales y microcalcificaciones testiculares.

Trastornos de la eyaculación.

Datos estadísticos y epidemiológicos

Se estima que 1 de cada 6 parejas tendrá dificultades para concebir. El factor masculino por sí solo es responsable del 20% de esos casos. En un 30% a 40% adicional de las parejas, el factor masculino está presente en combinación con otros factores que incluyen anovulación, factor tubárico, aumento de la edad materna y endometriosis. Un factor contribuyente es la obesidad.

Factores de riesgo

Principales:

Varicocele.

Criptorquidia.

Quimio o radioterapia previas.

Medicamentos (hormonoterapia, esteroides anabólicos, antimicóticos, sulfasalazina, algunos antipsicóticos, antidepresivos antihipertensivos).

Fibrosis quística y ausencia bilateral congénita de vasos deferentes.

Anormalidades del cromosoma Y.

Síndrome de Klinefelter (XXY).

Endocrinopatías.

Infertilidad previa.

Secundarios:

Infecciones del tracto genital.

Disfunción eréctil.

Eyaculación retrógrada.

Obesidad.

Torsión o trauma testicular.

Fumar y consumo de alcohol.

Exposición a andrógenos.

Edad >55 años.

Causas más frecuentes

Las causas de la infertilidad masculina incluyen:

Espermatogénesis anormal: probablemente la causa más común. Originada por obesidad, endocrinopatías, exposición a medicamentos y toxinas ambientales, varicocele, enfermedades sistémicas, fumar, ingesta de alcohol, anormalidades cromosómicas, entre otros.

Anomalías del tracto reproductivo: ausencia bilateral congénita de vasos deferentes, vasectomía, complicaciones de hernioplastia inguinal u orquidopexia, etc.

Disfunción sexual y/o eyaculatoria: asociadas con factores psicológicos, hipogonadismo, enfermedad de la médula espinal y condiciones metabólicas y/o vasculares como la diabetes.

Trastornos de la motilidad espermática: en síndrome de Klinefelter o presencia de anticuerpos antiesperma.

Elementos de la fisiopatología

La fertilidad masculina requiere producción normal y adecuado transporte de esperma, y adecuada performance sexual. Estas funciones requieren niveles normales de testosterona, lo que exige indemnidad del eje hipotálamo-hipófisis.

Además, debe existir un cromosoma Y indemne y una copia adecuada del cromosoma X para la diferenciación de las gónadas embrionarias en testículos y para el posterior desarrollo de una adecuada espermatogénesis.

La producción de esperma es afectada negativamente por los efectos endocrinos de la obesidad, el calor testicular local elevado, y la exposición a toxinas ambientales y disruptores endocrinos. El cigarrillo y el alcohol tienen un efecto tóxico sobre la producción de esperma.

Diagnóstico:

Factores diagnósticos clave:

Incapacidad de una pareja para concebir.

Vasectomía.

Venas testiculares dilatadas y palpables.

Menos común: disfunción eréctil y disminución de la libido, atrofia testicular, signos de hipogonadismo (ginecomastia, etc.) y ausencia de vasos deferentes o epidídimo.

Otros factores diagnósticos:

Signos de tumor de hipófisis.

Anosmia.

Infecciones respiratorias frecuentes.

Signos de prostatitis o epididimitis.

Exámenes diagnósticos

Concentración de esperma.

Motilidad espermática.

Morfología espermática.

Parámetros del líquido seminal.

Otras pruebas: viabilidad espermática, pruebas hormonales (FSH, LH, testosterona total y libre, etc.), examen de orina para eyaculación retrógrada, cariotipo, serologías para anticuerpos antiesperma, prueba de longevidad espermática y biopsia testicular, entre otros.

Diagnósticos diferenciales

Fibrosis quística.

Hipogonadismo primario.

Hipopituitarismo.

Adenoma pituitario.

Síndrome de Klinefelter.

Síndrome de Kartagener.

Varicocele.

Opciones terapéuticas

La meta de tratamiento es lograr el embarazo y restaurar la función reproductiva del hombre. La elección del tratamiento debe considerar la edad de la pareja, porque hay un declive natural de la fertilidad femenina después de los 35 años.

Conducta por grupos

Deficiencia de gonadotropina o de hormona liberadora de gonadotropina (GnRH): tratamiento hormonal (gonadotropina).

Hiperprolactinemia debido a adenopatías hipofisiario: modulador hormonal (bromocriptina o cabergolina).

Presencia de anticuerpos antiesperma: técnicas de reproducción asistida (inseminación intrauterina o FIV).

Presencia de varicocele sin otra causa de infertilidad: cirugía (embolización percutánea o disección y ligadura microquirúrgica).

Infertilidad masculina inexplicable: tratamiento hormonal (GCH, folitropina alfa, clomifeno, tamoxifen o anastrozol) + vitaminas antioxidantes (C, E, glutation, pentoxifilina, levocarnitina, licopene, coenzima Q10 y acetilcisteína.

Intervención médico-quirúrgica inefectiva, contraindicada o con pocas probabilidades de éxito: técnicas de reproducción asistida (inseminación intrauterina o FIV).

Complicaciones

Cáncer testicular.

Capítulo 30. Disfunción eréctil

Concepto

Es la incapacidad de alcanzar o mantener una erección suficiente para el desempeño sexual.

Clasificación

I. Sociedad Internacional de Investigación de la Impotencia

Orgánica

Vasculogénica.

Arteriogénica.

Cavernosa.

Mixta.

Neurogénica.

Anatómica.

Endocrina.

Psicógena, generalizada

Falta de respuesta generalizada.

Ausencia primaria de excitación sexual.

Disminución de la excitación sexual o la libido relacionada con la edad.

Inhibición generalizada.

Desorden crónico de la intimidad sexual.

Psicógena, situacional

Relacionada con la pareja.

Ausencia de excitación en relaciones específicas.

Ausencia de excitación debido a la preferencia de objetos sexuales.

Alta inhibición central debido a conflicto o amenaza de la pareja.

Relacionado con el desempeño asociado a otras disfunciones sexuales (por ejemplo, eyaculación precoz).

Ansiedad de rendimiento situacional (por ejemplo, miedo a fallar).

Relacionado con estrés o ajuste psicológico

Asociado con estado emocional negativos (por ejemplo, depresión) o estrés mayor (por ejemplo, muerte de la pareja).

II. Clasificación clínica

Envejecimiento

Trastornos psicológicos (por ejemplo, depresión, ansiedad)

Trastornos neurológicos (por ejemplo, enfermedades cerebrales, lesión de la médula espinal, enfermedad de la columna vertebral, neuropatía periférica, lesión del nervio pudendo)

Trastornos hormonales (por ejemplo, hipogonadismo, hiperprolactinoma, enfermedad de la tiroides, síndrome de Cushing, enfermedad de Addison)

Trastornos vasculares (aterosclerosis, cardiopatía isquémica, vasculopatía periférica, incompetencia venosa, trastornos cavernosos)

Medicamentos (por ejemplo, antihipertensivos, antidepresivos, estrógenos, antiandrógenos, digoxina)

Hábitos (por ejemplo, marihuana, abuso de alcohol, uso de narcóticos, fumar cigarrillos)

Otros (por ejemplo, diabetes mellitus, insuficiencia renal, hiperlipidemia, hipertensión, EPOC)

Datos estadísticos y epidemiológicos

La mitad de los hombres de 40 a 70 años informa de cierto grado de dificultad eréctil. El impacto directo en la fuerza laboral, en términos de días perdidos o discapacidad atribuida a la disfunción eréctil, es bajo. Un número significativo de hombres no buscan tratamiento.

Un estudio mostró que uno de cada cuatro pacientes que buscaban la primera ayuda médica para la disfunción eréctil de nueva aparición era menor de 40 años. Las tasas de incidencia y prevalencia de disfunción eréctil aumentan con la edad.

Factores de riesgo

Principales:

Enfermedad arterial coronaria.

Enfermedad arterial periférica.

Problemas psicosexuales y de relaciones.

Exceso de ingesta de alcohol.

Hipertensión.

Hiperlipidemia.

Diabetes mellitus.

Fumar.

Síndrome metabólico.

Enfermedad neurológica.

Cirugía pélvica radical.

Lesión de la médula espinal.

Enfermedad de Peyronie.

Depresión.

Hipogonadismo.

Uso de antihipertensivos.

Uso de antidepresivos.

Uso de agentes antiandrogénicos.

Trastornos del deseo/libido.

Hiperplasia prostática benigna.

<u>Secundarios</u>:

Hiper/hipotiroidismo.

Obesidad.

Fractura pélvica.

Eyaculación precoz.

Ciclismo de larga distancia.

Uso de corticosteroides.

Causas más frecuentes

El deterioro del flujo sanguíneo local-regional es una característica común, y la causa más común es la arteriogénica (excluyendo la diabetes):

Vascular/arteriogénico - 40%

Diabetes - 30%

Medicación - 15%

Cirugía pélvica/radiación/trauma - 6%

Neurogénico - 5%

Endocrino - 3%

Otros - 1%.

La aterosclerosis es un factor importante en la DE diabética y otras afecciones vasculares (hipertensión, hipercolesterolemia). La lesión nerviosa ocurre comúnmente después de cirugía pélvica radical (por ejemplo, la prostatectomía retropúbica radical, resección abdominoperineal) o de lesión directa en la médula espinal o las fibras nerviosas pélvicas y/o la vasculatura. Las causas endocrinas incluyen hipogonadismo, hipo/hipertiroidismo, tumor hipofisario e hiperprolactinemia, secundaria a alteraciones en andrógenos circulantes que son proerectogénicos.

El cáncer de próstata y los tratamientos resultantes de la cirugía o la radioterapia son una fuente importante de disfunción eréctil.

Elementos de la fisiopatología

La erección del pene depende de una compleja cascada intracelular que produce relajación del músculo liso cavernoso, aumento del flujo sanguíneo sinusoidal y oclusión del flujo venoso, seguido de rigidez. El óxido nítrico se libera en las fibras nerviosas cavernosas presinápticas y en las células endoteliales, y es responsable de iniciar y mantener la relajación de las células del músculo liso vascular. La cascada de erección del pene se puede iniciar de tres maneras:

Las erecciones psicógenas ocurren en respuesta a la estimulación sensorial aferente para desencadenar la erección dopaminérgica central desde el área preóptica.

Las erecciones reflexogénicas, que a menudo se conservan en hombres con lesión de la médula espinal por encima del nivel sacro, se producen después de la estimulación genital y están mediadas por la médula espinal y los núcleos autónomos.

Las erecciones nocturnas que se producen durante el movimiento rápido de los ojos en el sueño probablemente se deben a la supresión del flujo simpático inhibitorio por la formación reticular pontina y la amígdala.

La interferencia de cualquiera de estos factores puede resultar en la disfunción eréctil. En general, la disfunción eréctil ocurre cuando la respuesta a la estimulación neurovascular está alterada y se cree que está relacionada con la disfunción endotelial.

Diagnóstico:

Factores diagnósticos clave:

Anormalidades en el examen del pene.

Androgenización anormal.

Otros factores diagnósticos:

Examen anormal de la próstata.

Estresores psicosociales.

Enfermedad de Peyronie.

Dolor o entumecimiento genital.

Exámenes diagnósticos

Índice Internacional de Disfunción Eréctil anormal.

Inventario de salud sexual para hombres anormal.

Glucosa en sangre en ayuno: > 100 mg/dL en diabetes mellitus.

Perfil lipídico anormal en hipercolesterolemia.

Otros: Hemoglobina A1c en hombres diabéticos <6.5% indica control óptimo de glucosa, Testosterona (matutina) baja en hipogonadismo, FSH y LH variable, TSH elevada en hipotiroidismo, Prolactina elevada, Ecografía Doppler normal y Angiografía pélvica/de pene normala.

Diagnósticos diferenciales

Eyaculación precoz.

Priapismo.

Opciones terapéuticas

La terapia específica para la disfunción eréctil implica farmacoterapia, dispositivos externos y terapia quirúrgica. Las intervenciones psicosociales como la psicoterapia individual y/o de pareja pueden mejorar la función eréctil.

La medicación se administra por vía oral (inhibidores de la fosfodiesterasa-5 [PDE5]) o se administra localmente (compuestos vasoactivos) mediante inyección en el pene o supositorio intrauretral. Se pueden emplear dispositivos de constricción al vacío y, en algunos casos, se realiza el implante de prótesis de pene.

Conducta por grupos

Todos los pacientes (excepto aquellos con enfermedad de Peyronie, disfunción eréctil psicógena y lesión pélvica previa con compromiso arterial):

Primera línea: tratamiento de la condición subyacente + psicoterapia sexual (individual o en pareja).

Segunda línea: inhibidores de la fosfodiesterasa-5 (PDE5) (sildenafil, tadalafil, vardenafil o avanafil) + psicoterapia sexual (individual o en pareja).

Tercera línea: inyección intracavernosa (alprostadil intracavernoso) + psicoterapia sexual (individual o en pareja).

Cuarta línea: supositorio intrauretral (alprostadil uretral) + psicoterapia sexual (individual o en pareja) o dispositivo de erección al vacío + psicoterapia sexual (individual o en pareja).

Quinta línea: prótesis peneana + psicoterapia sexual (individual o en pareja).

Enfermedadde Peyronie: inhibidores de la fosfodiesterasa-5 (PDE5) + inyección intralesional de colagenasa de Clostridium histolyticum + corrección quirúrgica + prótesis peneana + psicoterapia sexual (individual o en pareja).

Lesión pélvica previa con compromiso arterial: revascularización peneana + prótesis peneana + psicoterapia sexual (individual o en pareja).

Disfunción eréctil psicógena: psicoterapia sexual (individual o en pareja).

Complicaciones

Efectos adversos inducidos por los inhibidores de la fosfodiesterasa-5.

Priapismo inducido por inyección intracavernosa.

Priapismo inducido por inhibidores de la fosfodiesterasa-5.

Neuropatía óptica isquémica anterior no arterítica inducida por inhibidores de la fosfodiesterasa-5.

Prevención

La estrategia de prevención primaria es la reducción de los factores de riesgo cardíaco modificables: diabetes, hipertensión, hiperlipidemia, obesidad y tabaquismo.

En cuanto a la prevención secundaria, se ha identificado que la modificación de la dieta, la pérdida de peso y el ejercicio pueden ser beneficiosos para mejorar la disfunción eréctil.

Capítulo 31. Hipogonadismo masculino

Concepto

Es un síndrome clínico que abarca síntomas y/o signos, y deficiencia de testosterona evidenciada bioquímicamente. Se produce cuando existe una disfunción en el mecanismo fisiológico normal del eje hipotalámico-pituitario-gonadal que conlleva a disminución de la capacidad testicular para llevar a cabo sus funciones (producción de testosterona y la espermatogénesis).

Clasificación

Se clasifica, según el sitio de la disfunción fisiológica, en:

Hipogonadismo primario: disfunción de los testículos que resulta en la falla de la espermatogénesis y/o la producción de testosterona.

Hipogonadismo secundario: disfunción del hipotálamo y/o de la glándula pituitaria que provoca la falla de la secreción de GnRH, LH o FSH.

El hipogonadismo de inicio tardío (HIT) es un síndrome clínico y bioquímico asociado con la edad avanzada, caracterizado por síntomas típicos y una deficiencia en los niveles séricos de testosterona.

Datos estadísticos y epidemiológicos

Se estima que la incidencia de hipogonadismo en hombres estadounidenses entre las edades de 40 y 69 años es de aproximadamente 481.000 casos nuevos por año, aumentando su prevalencia con la edad.

El Estudio Europeo sobre el Envejecimiento Masculino (EMAS) informa una prevalencia de hipogonadismo de inicio tardío del 2,1% en hombres de entre 40 y 79 años, y se reconoce que existe una mayor prevalencia de éste en hombres con diabetes, VIH, enfermedad coronaria, enfermedad renal o que reciben tratamiento con opiáceos o glucocorticoides.

Factores de riesgo

Principales:

Anomalía genética.

Diabetes mellitus tipo 2.

Uso de agentes alquilantes, opioides o glucocorticoides.

Uso de hormonas sexuales exógenas y análogos de GnRH.

Hiperprolactinemia.

Tumor hipofisario o apoplejía.

Enfermedad crítica.

Daño testicular.

Secundarios:

Varicocele.

Daño testicular autoinmune.

Causas más frecuentes

En el hipogonadismo primario, el defecto se encuentra en el nivel de los testículos ("falla testicular"). Esta condición se asocia con niveles bajos de testosterona y gonadotropinas elevadas. Las causas más comunes son:

Síndrome de Klinefelter.

Síndrome de Noonan.

Criptorquidia.

Infecciones

Medicamentos (alquilantes, como ciclofosfamida y clorambucilo, y otros).

Traumatismo testicular, torsión o irradiación.

Varicocele.

Distrofia miotónica.

Orquitis autoinmune.

Exposición a radiación, entre otras.

En el hipogonadismo secundario, el defecto se encuentra en el nivel del eje hipotalámico-hipofisario y está asociado con niveles bajos de testosterona y gonadotropinas bajas (o inadecuadamente normales). Los trastornos comunes que afectan el eje hipotalámico-hipofisario son:

Deficiencia combinada de hormona pituitaria (DCHP).

Hipogonadismo hipogonadotrópico aislado (HHA).

Hiperprolactinemia.

Tumores hipofisarios y apoplejía hipofisaria.

Tumores parasilares (meningioma, craneofaringioma, metástasis, quiste de Rathke).

Síndrome de la silla vacía o parcialmente vacía.

Medicamentos (opioides, glucocorticoides en dosis altas, análogos de GnRH, estrógenos exógenos o andrógenos).

Enfermedades infiltrativas (hemocromatosis, sarcoidosis, histiocitosis).

Enfermedad sistémica grave.

Enfermedad crónica (diabetes/resistencia a la insulina, enfermedad arterial coronaria y HTA, uremia, enfermedad de células falciformes, talasemia, obesidad, EPOC, VIH, enfermedad renal, artritis reumatoide u otro trastorno inflamatorio, o cirrosis hepática).

Glucocorticoides.

Idiopática.

El hipogonadismo de inicio tardío es un síndrome clínico y bioquímico asociado con el avance de la edad y caracterizado por síntomas y una deficiencia en los niveles séricos de testosterona. Este diagnóstico solo se puede hacer cuando se excluyen las causas clásicas de hipogonadismo.

Elementos de la fisiopatología

La patología en cualquier nivel del eje hipotálamo-hipófisis-gonadal puede resultar en hipogonadismo. La determinación de la etiología y la ubicación de la lesión en el eje hipotálamico-hipofisario-gonadal es importante porque el pronóstico y las opciones de tratamiento varían con estos factores.

El hipogonadismo primario es una enfermedad de los órganos terminales. Ocurre debido a la patología de las células de Leydig o los túbulos seminíferos o ambos. La lesión de las células de Leydig produce una disminución de la producción de testosterona, mientras que la participación de los túbulos seminíferos produce una espermatogénesis disminuida o ausente. Las gonadotropinas están elevadas debido a la pérdida de retroalimentación negativa.

El hipogonadismo secundario es una enfermedad central. Los niveles de gonadotropina disminuyen o son inapropiadamente normales, y esto resulta en una disminución de la estimulación testicular, causando una disminución de la espermatogénesis y la producción de andrógenos. El hipogonadismo secundario prolongado conduce a la atrofia testicular.

La obesidad se asocia con niveles bajos de testosterona, pero no todos los hombres obesos tienen síntomas hipogonadales. Las adipocitocinas y el estradiol producidos por el tejido adiposo inhiben el eje hipotalámico-hipofisario-testicular, lo que altera la secreción de testosterona.

Diagnóstico:

Factores diagnósticos clave:

Disminución de la libido.

Pérdida de erecciones matutinas espontáneas.

Disfunción eréctil.

Ginecomastia.

Esterilidad.

Galactorrea.

Micropene.

Testículos pequeños.

Escroto bífido.

Criptorquidia.

Otros factores diagnósticos:

Disminución de la energía y fatiga.

Pubertad tardía.

Falta de hiperpigmentación y arrugas escrotales.

Disminución de la masa y la fuerza muscular.

Pérdida de vello axilar y púbico.

Falta de vello facial.

Poca concentración y memoria.

Exámenes diagnósticos

Testosterona sérica total.

Otros: Globulina de unión de hormona sexual sérica, testosterona sérica libre, testosterona biodisponible en suero, LH/FSH séricas y prolactina.

Diagnósticos diferenciales

Macroadenoma hipofisario.

Prolactinoma.

Hiperprolactinemia.

Depresión.

Opciones terapéuticas

El tratamiento tiene como objetivo restablecer los niveles séricos de testosterona al rango fisiológico normal mediante la administración de la terapia con testosterona. La elección específica de tipo y vía de administración estará guiada por la eficacia, preferencia del paciente, facilidad de uso y asequibilidad. La adecuación de la terapia con testosterona es evaluada por los síntomas clínicos y los niveles de hormonas en suero.

Hay 2 subgrupos específicos de hombres con hipogonadismo que no se tratan con terapia de testosterona:

Hombres en quienes el hipogonadismo se debe a prolactinoma (microadenoma o macroadenoma). Estos pacientes reciben un agonista de la dopamina (cabergolina o bromocriptina). 90% a 95%) logran el eugonadismo dentro de los 6 meses de alcanzar los niveles normales de prolactina.

Hombres con hipogonadismo hipogonadotrópico aislado (HHA) que desean la fertilidad. Pueden tratarse con un modulador selectivo del receptor de estrógeno (SERM), como clomifeno o tamoxifeno, o un inhibidor de la aromatasa, como el anastrozol o con GCH (sola o en combinación con FSH) o con GnRH pulsátil (si su unidad hipotalámica-hipofisaria es inadecuada).

Conducta por grupos

Hipogonadismo primario: Terapia con testosterona (transdérmica, oral, nasal o intramuscular).

Hipogonadismo secundario:

Debido a prolactinoma: agonista de la dopamina (cabergolina o bromocriptina) + terapia con testosterona + cirugía.

Hipogonadismo hipogonadotrópico aislado sin deseo de fertilidad: terapia con testosterona.

Hipogonadismo hipogonadotrópico aislado con deseo de fertilidad: tratamiento para la fertilidad (clomifeno, tamoxifeno, anastrozol, GCH o GnRH pulsátil).

Complicaciones

Irritación de la piel por el parche de testosterona.

Policitemia.

Microembolismo graso pulmonar.

Irritación de la piel a partir de geles de testosterona.

Aumento de PSA.

Atrofia testicular.

Subfertilidad.

Capítulo 32. Ginecomastia

Concepto

Es el agrandamiento benigno del seno masculino con tejido firme que se extiende concéntricamente más allá del pezón. Histológicamente, es la proliferación benigna de los conductos mamarios y la hiperplasia epitelial del conducto acompañada por cantidades variables de inflamación, edema, estroma y fibrosis.

Clasificación

No hay una clasificación formal. Sin embargo, hay categorías clínicamente aceptadas.

Ginecomastia del recién nacido: en respuesta a altos niveles de estrógeno materno y placentario transferidos in útero.

Ginecomastia puberal: en respuesta a incremento de la testosterona por aumentos marcados en la GH, factor de crecimiento similar a insulina 1, FSH y LH.

Ginecomastia del adulto (fisiológica): en respuesta a disminución de la testosterona libre y aumento del tejido adiposo que acompaña el envejecimiento.

Ginecomastia del adulto (no fisiológica): en respuesta a aumento del efecto estrogénico en relación con el efecto andrógeno de una causa distinta del envejecimiento.

Pseudoginecomastia: Aumento del tejido adiposo de la mama masculina.

Clasificación de Simon

En base a cantidad de tejido a extirpar en la cirugía:

Clase I: agrandamiento mamario menor sin redundancia de piel.

Clase IIa: aumento moderado de senos sin redundancia de piel.

Clase IIb: aumento moderado de los senos con redundancia menor de la piel.

Clase III: agrandamiento mamario marcado con redundancia de piel importante (se asemeja al seno femenino).

Datos estadísticos y epidemiológicos

La ginecomastia se observa en 60% a 90% de recién nacidos y se resuelve en pocas semanas. La mayoría de los varones púberes desarrollan ginecomastia, con edad promedio de inicio de 11 a 12 años. 60% de los niños De 14 años tienen ginecomastia que se resuelve espontáneamente en pocos meses. Presente en 33% a 41% de hombres de 25 a 45 años y en 55% a 60% demayores de 50 años. Fuertemente correlacionada con la presencia de obesidad.

Factores de riesgo

Principales:

Uso de esteroides anabólicos.

Cáncer de próstata.

Trastorno de identidad de género.

Medicamentos que reducen la síntesis de testosterona.

Medicamentos que alteran la acción de la testosterona.

Medicamentos que aumentan los niveles de estrógeno o estimulan los receptores de estrógeno.

Secundarios:

Exposición ocupacional a líquidos de embalsamamiento o anticonceptivos orales.

Contacto con fitoestrógenos o ftalatos ambientales.

Hipertiroidismo.

Insuficiencia renal.

Cirrosis.

Medicamentos con mecanismos complejos o desconocidos.

Causas más frecuentes

El estrógeno estimula el desarrollo del conducto mamario en hombres y mujeres en presencia de niveles permisivos de GH, FSH y LH. La progesterona estimula el desarrollo de los alvéolos mamarios. Los andrógenos se oponen a la acción de los estrógenos. La prolactina no es un factor de crecimiento para la mama en hombres, pero suprime el generador hipotalámico de pulsos de GnRH que estimulan la producción de LH y FSH. La ginecomastia resulta de un exceso relativo de estrógeno y/o de su acción o de una deficiencia relativa de andrógeno y/o de su acción.

Un 95% de la testosterona se produce en las células de Leydig de los testículos en respuesta a la LH. El 5% restante y la androstenediona androgénica débil son producidas por las glándulas suprarrenales. La testosterona se puede convertir en la dihidrotestosterona androgénica más potente mediante la enzima 5-alfa reductasa. La testosterona es convertida en estrógeno por la aromatasa (que se encuentra predominantemente en el tejido adiposo), que también convierte la androstenediona en estrona débil. En sangre, 50% a 60% de la testosterona está estrechamente ligada a la globulina fijadora de hormonas sexuales. La mayor parte del resto está ligada débilmente a la albúmina y se considera biodisponible. Solo 0,5% a 3% de testosterona libre está activa; ésta disminuye lentamente con la edad. El estrógeno está menos fuertemente unido a la hormona sexual que se une a la globulina que la testosterona. Los defectos en cualquiera de estas vías pueden causar ginecomastia.

Los niveles de estrógenos o su actividad se elevan en caso de: exceso de actividad de la aromatasa, exceso de andrógenos convertidos en estrógeno, enfermedad crónica o inanición, tumores productores de estrógeno, adenocarcinoma, exposición al estrógeno exógeno, medicamentos que estimulan los receptores de estrógeno e hipertiroidismo.

La testosterona disminuye en caso de: hipogonadismo hipogonadotrópico, hiperprolactinemia, enfermedad pituitaria o tumor normoprolactinémico, alteración testicular y por acción de algunos medicamentos.

Su acción está alterada en caso de: envejecimiento, niveles elevados de estrógenos, factores genéticos y por acción de algunos medicamentos.

Elementos de la fisiopatología

El exceso de estrógeno o el aumento de la sensibilidad al estrógeno estimula la proliferación de los conductos mamarios y el epitelio ductal. Si existe deficiencia de andrógenos o inhibición de andrógenos, el efecto del estrógeno es más pronunciado, incluso si el nivel de estrógeno es normal. En la pubertad, los incrementos marcados en la GH, el factor de crecimiento tipo insulina 1 y la LH impulsan la producción de estrógeno y testosterona, pero el pico de estrógeno precede al pico en la producción de testosterona. Hay muchos factores que contribuyen al aumento del efecto del estrógeno frente al efecto andrógeno en los adultos. Independientemente de la causa, la fase inicial con conductos en proliferación, epitelio ductal, estroma y fibroblastos, acompañada de inflamación y edema, a menudo da paso a una etapa más quiescente caracterizada por conductos dilatados, estroma y fibrosis con poca inflamación. Es mucho menos probable que la etapa fibrótica regrese espontáneamente o con tratamiento. Los niveles de progesterona en los hombres son bajos, por lo que hay poco tejido alveolar en el seno masculino, incluso cuando hay ginecomastia.

Diagnóstico:

Factores diagnósticos clave:

Tejido mamario palpable.

Recién nacido

Edad puberal.

Adulto mayor.

Exposición accidental a medicamentos en niños.

Abuso de sustancias químicas.

Obesidad.

Dolor en los senos.

Testículos pequeños o blandos.

Otros factores diagnósticos:

Disfunción eréctil o disminución de la libido.

Consumo de suplementos nutricionales.

Historia pasada de diferenciación sexual anormal.

Retraso de las características sexuales secundarias.

Pubertad precoz.

Pérdida de peso y desnutrición.

Signos o síntomas de enfermedad hipotalámica o hipofisaria.

Señales o síntomas de insuficiencia hepática.

Señales o síntomas de hipertiroidismo.

Disminución del vello corporal.

Masa testicular indolora o dilatada.

Disminución de la fuerza o atrofia muscular.

Exámenes diagnósticos

TSH.

Creatinina.

Transaminasas.

Biopsia de mama (si se sospecha cáncer).

Otros: testosterona total, LH, estradiol, testosterona libre, GCH fracción beta, sulfato de dehidroepiandrosterona sérica, prolactina, mamografía y ecografía mamaria.

Diagnósticos diferenciales

Cáncer de mama.

Tumor mamario benigno.

Pseudoginecomastia.

Tumor metastásico.

Opciones terapéuticas

El único tratamiento aceptado para la enfermedad celíaca es una dieta estricta sin gluten de por vida.

Conducta por grupos

Enfermedadcelíaca refractaria: Lo anterior más referencia a Nutriólogo, Nutricionista o Gastroenterólogo.

Complicaciones

Infección relacionada con la cirugía, hematoma o seroma.

Eritema cutáneo relacionado con la radioterapia.

Eritrocitosis relacionada con la testosterona.

Apnea del sueño relacionada con la testosterona.

Exacerbación del cáncer de próstata relacionada con la testosterona.

Redundancia de piel relacionada con la cirugía, pérdida sensorial y contorno y cicatrización anormales del seno.

Prevención

Un estudio mostró que niños predispuestos a enfermedad celíaca que recibieron infección gastrointestinal que los no vacunados.

Parte V. Pediatría

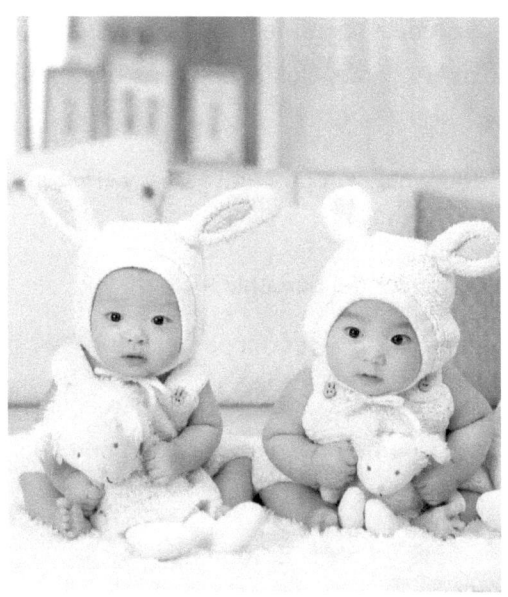

Capítulo 33. Obesidad en el niño

Concepto

Es una condición de excesiva grasa corporal o adiposidad que excede los límites saludables.

Clasificación

No hay clasificación formal. Se utiliza el IMC como método para evaluar el estado nutricional del niño. Los rangos se establecen utilizando tablas de percentiles específicas basadas en el sexo y edad del niño.

Sobrepeso: IMC entre los percentiles 84 y 95 para el sexo y la edad.

Obesidad: IMC mayor del percentil 95.

Obesidad severa: IMC mayor del percentil 99.

Para niños menores de 2 años no hay percentiles disponibles, por lo que la obesidad es definida como un percentil ≥95 para la talla.

Datos estadísticos y epidemiológicos

La prevalecía de sobrepeso y obesidad (IMC >P85) en niños se ha incrementado a nivel mundial a partir de 1990, incrementándose progresivamente con la edad.

Factores de riesgo

Principales:

Padres obesos.

Ganancia rápida de peso en la infancia.

Ganancia de peso en la niñez temprana.

Estatus socioeconómico pobre.

Estilo de vida sedentario.

Secundarios:

Retardo del crecimiento intrauterino.

Diabetes gestacional materna.

Dieta pobre en alternativas.

Tiempo de televisión, vídeo juego, uso de computadoras, etc. >2-3 horas/días.

Deprivación del sueño.

Causas más frecuentes

La obesidad en niños es multifactorial. La interacción entre diversos factores (predisposición genética, prácticas de conducta y culturales, e influencias ambientales) conducen a un desequilibrio en el balance energético en el cual la ingesta excede el gasto de energía, conduciendo eventualmente a obesidad en las personas con predisposición. Los cambios de comportamiento y ambientales juegan un importante papel incluso en aquellos niños con predisposición genética

Elementos de la fisiopatología

Hay muchos sistemas fisiológicos que controlan cómo se regula el peso corporal. El núcleo arbusto (hipotálamo) sirve como control maestro de la regulación del peso integrando las señales hormonales relacionadas con la ingesta de alimentos y el gasto de energía.

La grelina (un potente estimulador del apetito producido en el estómago, que activa las neuronas NPY/AgRP) y el péptido YY (que juega un importante rol en la saciedad, inhibiendo las neuronas NPY/AgRP) regulan cuánto y qué tan frecuente comemos en un día.

Cuando disminuyen los niveles de grasa y leptina disminuyen, se activan las neuronas NPY/AgRP, promoviendo la ganancia de peso. Lo opuesto ocurre cuando aumenta la masa corporal y los niveles de leptina.

Diagnóstico:

Factores diagnósticos clave:

IMC ≥ percentil 95.

Peso ≥ percentil 95 para la talla en menores <2 años.

Otros factores diagnósticos:

Relación cintura-cadera aumentada.

Engrosamiento de los pliegues cutáneos.

Hipertensión.

Exámenes diagnósticos

Glicemia en ayuno anormal o prueba TOG alterada.

Perfil lipídico normal o elevado.

Pruebas de funcionalismo hepático normal o elevadas.

Diagnósticos diferenciales

Hipotiroidismo primario o secundario.

Síndrome de Cushing.

Síndrome de Prader-Willi.

Síndrome de Bardet-Biedl.

Pseudohipoparatiroidismo.

Obesidad monogénica.

Obesidad hipotalámica.

Obesidad por medicamentos.

Opciones terapéuticas

Es importante establecer estrategias de tratamiento efectivas ya que los niños obesos tienden a hacerse adultos obesos y tienen riesgos de salud significativos relacionados con la obesidad. Las alternativas de tratamiento incluyen modificaciones en el estilo e vida, haciéndolo saludable (por ejemplo, modificación de la dieta, incremento de la actividad física y disminución de los hábitos sedentarios), medicamentos y cirugía bariátrica.

Hay evidencia de que las intervenciones más agresivas son más efectivas. Los medicamentos estarían reservados para niños con obesidad severa o con otros factores de riesgo. La cirugía bariátrica estaría reservada para adolescentes severamente obesos.

Conducta por grupos

IMC ≥ percentil 85 a 94 sin otros riesgos de salud: cambios en el estilo de vida + consejería.

IMC ≥ percentil 85 a 94 sin otros riesgos de salud: cambios en el estilo de vida + consejería intensa.

IMC ≥ percentil 95 a 99:

De 2 a 11 años: cambios en el estilo de vida + consejería.

De 12 a 18 años: cambios en el estilo de vida + consejería + farmacoterapia.

IMC ≥ percentil 99:

De 2 a 5 años: cambios en el estilo de vida + consejería.

De 6 a 11 años: cambios en el estilo de vida + consejería.

De 12 a 18 años: cambios en el estilo de vida + consejería + farmacoterapia + cirugía.

Complicaciones

Obesidad en adultos.

Diabetes tipo II.

Tolerancia a la glucosa alterada.

Síndrome metabólico.

Enfermedad cardiovascular.

Hipertensión arterial.

Acantosis nigricans.

Hiperlipidemia.

Complicaciones postquirúrgicas.

Síndrome de ovario poliquístico.

Estreñimiento.

Reflujo gastroesofágico.

Apnea obstructiva del sueño.

Hígado graso no alcohólico.

Prevención

En prevención primaria, la lactancia materna ha mostrado estar asociada con una baja incidencia de obesidad en la niñez. A partir de la edad escolar, las revisiones sistemáticas han mostrado que la dieta combinada con el ejercicio es la forma más efectiva de prevenir la obesidad.

En prevención secundaria, el IMC debería ser calculado a cada niño en su revisión anual o semestral a fin de detectar a aquellos con sobrepeso u obesidad. Son necesarias políticas de salud pública que contribuyan a la promoción de hábitos de vida saludable, en cuanto a la alimentación y el ejercicio a nivel de las escuelas.

Capítulo 34. Diabetes del niño y del aldolescente

Concepto

Es un tipo de enfermedad crónica endocrino-metabólica, caracterizada por la ausencia o ineficiencia de la hormona insulina en los menores de 18 años.

Clasificación

Diabetes mellitus tipo 1: el páncreas no produce insulina.

Diabetes mellitus tipo 2: el páncreas no produce suficiente insulina, es ineficiente o hay resistencia celular a ella.

Forma monogénica: anteriormente conocida como diabetes juvenil o tipo MODY.

Datos estadísticos y epidemiológicos

Hay 143 millones de diabéticos en el mundo, el 50% no ha sido diagnosticado aún.El 95% de la diabetes mellitus tipo 1 es diagnosticada antes de los 18 años. De los niños con diabetes, 2 tercios padecen diabetes mellitus tipo 1. La diabetes mellitus tipo 2, es infrecuente en niños, aunque ha ido en aumento en los últimos años, en conjunto con la obesidad infantil, esta suele diagnosticarse después de la pubertad, mientras que la diabetes mellitus tipo 1 se diagnostica con frecuencia entre los 6 a 10 años de edad. La diabetes tipo MODY, ocurre solo entre el 1 al 4 % de los casos.

Factores de riesgo

Diabetes mellitus tipo 1

Antecedentes familiares de diabetes tipo 1.

Descendientes de escandinavos, sardos, entre otros.

Diabetes mellitus tipo 2:

Obesidad.

Descendientes de nativos americanos, hispanos, isleños del pacífico, afrodescendientes, asiaticosamericanos.

Antecedente familiar de diabetes tipo 2.

Causas más frecuentes

Diabetes mellitus tipo 1: susceptibilidad genética (existen alrededor de 60 loci cuya alteración es un factor de riesgo).

Diabetes mellitus tipo 2: resistencia a la insulina ocasionada por la interacción entre susceptibilidad genética y factores ambientales.

Tipo monogénico (MODY): defectos genéticos autosómicos dominantes.

Elementos de la fisiopatología

Diabetes tipo 1: componente autoinmune que detona destrucción celular, ocasionando queel páncreas no produce insulina ocasionando un estado de hiperglicemia. Aumenta el catabolismo muscular y graso para producir energía mediante cuerpos cetónicos, desencadenando acidemia.

Diabetes tipo 2: el páncreas produce insulina, pero ocurre resistencia celular a la insulina, por lo tanto el páncreas incrementa la secreción de insulina por parte de las células beta, esto ocasiona hiperinsulinemia. Este mecanismo compensador falla, dando paso al estado de hiperglucemia, y activando el metabolismo muscular y graso como fuente de energía a través de las cetonas.

Forma monogénica o MODY: comúnmente relacionado a defectos en los factores de transcripción regulatorios de las células beta del páncreas. Hay presencia de insulina, pero alterada. Otro factor incluye alteración del sensor de glucosa por defectos de la glucoquinasa con secreción normal de insulina pero sin la capacidad de regular apropiadamente la glicemia.

Diagnóstico:

Historia clinica:

Antecedentes familiares de diabetes mellitus.

Evaluación de signos y síntomas:

Ambos tipos de diabetes pueden iniciar de forma asintomática y son detectadas cuando se instalan complicaciones o a través de pruebas de rutina. Los signos y síntomas son:

Polidipsia.

Polifagia.

Poliuria o nocturia.

Acantosis nigricans.

Fatiga y debilidad.

Visión borrosa.

Náuseas.

Vómitos.

Problemas de crecimiento.

Exámenes diagnósticos

Glicemia en ayunas ≥ 126 mg/dL (o ≥ 7.0 mmol/L).

Hemoglobina glicosilada (o HbA1C) en ≥ 6.5%.

Glicemia aleatoria ≥ 200 mg/dL (o ≥ 11.1 mmol/L).

Nivel de insulina en sangre elevado (ayuda a diferenciar el tipo de diabetes).

Niveles de péptido C (útil para diferenciar el tipo de diabetes).

Pruebas de autoanticuerpos a proteínas de células pancreáticas (islotes).

Diagnósticos diferenciales

Diabetes insípida.

Opciones terapéuticas

Los objetivos del tratamiento consisten en mejorar el estado metabólico, manteniendo el crecimiento y desarrollo saludable del niño y el adolescente, evitando a su vez complicaciones por diabetes.

Medidas no farmacológicas:

Dieta: balanceada y cantidades consistentes, limitando los carbohidratos refinados y las grasas.

Ejercicio regular.

Medidas farmacológicas:

Diabetes tipo 1: 3 o 4 dosis al día con insulina subcutánea antes de las comidas o mediante bomba de infusión continua de insulina NPH. Regla por edad/carbohidrato:

Niños <5 años: 1 unidad de insulina cada 30 g de carbohidratos.

Niños de 6 a 12 años: 1 unidad de insulina cada 15 g de carbohidratos.

>13 años: 1 unidad de insulina por cada 8 a 10 g de carbohidratos.

Diabetes tipo 2: metformina a dosis baja (al inicio), se toma junto con las comidas. Dosis inicial 500mg una vez al día. Puede incrementarse gradualmente la dosis cada semana hasta las 6 semanas. Dosis máxima 1000 mg/día. El 50% de los adolescentes, fracasan con el uso de metformina como monoterapia y suelen requerir insulina.

Forma monogénica: se individualiza de acuerdo al subtipo y requerimiento.

Conducta por grupos

Los niños con diabetes mellitus tipo 1, tienen más probabilidades de padecer enfermedades autoinmune, se recomienda realizar examen general de salud periódicamente.

Complicaciones

Enfermedad celíaca.

Neuropatía.

Nefropatía.

Dislipidemia.

Retinopatía.

Enfermedades tiroideas.

Cetoacidosis diabética.

Estado hiperomolar hiperosmótico.

Prevención

Alimentación balanceada.

Realizar ejercicios cardiovasculares recurrentes (al menos 3 veces a la semana durante 30 minutos).

Evitar azúcares refinados.

Capítulo 35. Baja talla

Concepto

Es definida como una altura que es 2 o más desviaciones estándar menor que el promedio para la edad y género dentro de una población (por debajo del percentil 2,5).

La desaceleración del crecimiento es definida como una velocidad de crecimiento que es menor del percentil 5 para la edad y género, o una altura que cae 2 o más percentiles en la tabla de crecimiento.

Clasificación

No hay clasificación formal. Se puede dividir en cinco subgrupos comunes.

Enfermedad celíaca clásica: los síntomas incluyen diarrea, pérdida de peso, dolor y malestar abdominal y fatiga.

Datos estadísticos y epidemiológicos

Cerca del 2% de todos los niños presentan talla baja, siendo más frecuente la consulta de niños que de niñas por esta causa. No es frecuente encontrar causas orgánicas sino una combinación de influencia genética familiar y retardo constitucional del crecimiento y el desarrollo. Solo en un pequeño número de niños la talla baja puede ser manifestación de alguna condición patológica (endocrinopatía, enfermedad renal, malabsorción, enfermedad inflamatoria, etc.).

Factores de riesgo

Principales:

Antecedentes familiares de enfermedad celiaca.

Secundarios:

Síndrome de Down.

Causas más frecuentes

Los factores que se ha hipotetizado desempeñan un papel en su génesis infección por reovirus.

Elementos de la fisiopatología

La GH es producida en la adenohipófisis por las células somatotrópas, que representan entre el 40 y 50% de la población celular de la glándula y son especialmente vulnerables ante los cambios de presión y efectos de la radiación. La irrigación en esta área está a cargo de la red vascular entre hipotálamo e hipófisis, a través del tallo de la hipófisis que es una región especialmente sensible a los efectos del trauma.

Como resultado de la deficiencia de la GH muchas fallas endocrinas pueden presentarse tempranamente, producto del déficit en otras hormonas de la adenohipófisis (hipotiroidismo, alteraciones en las hormonas sexuales, en las glándulas suprarrenales), como resultado de una lesión en la región hipotálamica-hipofisiaria.

Los tumores a este nivel también pueden causar alteraciones endocrinas derivadas directamente del efecto compresivo y el compromiso vascular, o a consecuencia del tratamiento quirúrgico de los mismos o con radioterapia.

La acción de la hormona de crecimiento (GH) en el cuerpo depende tanto de su producción como de los segundos mensajeros que son activados por su estimulo. El más importante es el factor de crecimiento símil de insulina 1 (IGF-1) cuyos niveles pueden alterarse en varias situaciones.

Condiciones o enfermedades como hipotiroidismo, malnutrición, diabetes no controlada y otras enfermedades crónicas, pueden conducir a niveles bajos de IGF-1.

Diagnóstico:

El diagnostico de un déficit en la hormona de crecimiento que ocasione talla baja, se realiza basándose en los hallazgos de una combinación de exámenes como:

- Test de estimulación de GH (contraindicado en menores de un año)
- Medición del IGF-1 y de la proteína de unión a factor de crecimiento 3 (IGFBP3)
- Evaluación médica completa.

Exámenes diagnósticos

Edad ósea.

Factor de crecimiento parecido a la insulina (IGF-1).

Proteína de unión a IGF 3 (IGFBP-3).

Prueba de estimulación con hormona de crecimiento.

Diagnósticos diferenciales

Estatura baja familiar (genética).

Retardo constitucional del crecimiento y el desarrollo.

Talla baja idiopática.

Pequeño para la edad gestacional sin recuperación del crecimiento a los 2 años de edad.

Déficit de hormona del crecimiento.

Hipotiroidismo.

Otros: S. de Cushing, S. de Turner, S. de Noonan, Craneofaringioma, S. de Down, S. de DiGeorge, S. de Rusell-Silver, acidosis tubular renal, fibrosis quística, insuficiencia renal crónica.

Opciones terapéuticas

Los niños con talla baja diagnosticados en el momento agudo pueden ser tratados con:

- Hormona de crecimiento recombinante humana (rhGH) ó somatotropina.
- Tratamiento de la causa subyacente, luego de identificada a través de la evaluación médica diagnóstica.
- Tratamiento asociado a otros déficits de las hormonas pituitarias.

La decisión de tratar o no al niño se toma de acuerdo al análisis de los resultados en las pruebas diagnósticas a cargo del médico especialista en endocrinología en acuerdo con la familia.

Prevención

En los casos primarios no existe prevención posible más que la detección precoz de la talla baja para ofrecer las opciones terapéuticas adecuadas que mejoren el pronóstico del niño. Los casos secundarios a lesiones, traumatismos, cirugías y tratamientos con radiación deben ser evaluados y discutidos con la familia a fin de disminuir los riesgos.

Capítulo 36. Hiperplasia adrenal congénita

Concepto

Es una enfermedad caracterizada por la alteración de la esteroidogénesis de la glándula suprarrenal. Ocasiona déficit de cortisol.

Clasificación

Se puede clasificar de acuerdo a su forma clínica:

Forma clásica o grave: hay déficit completo, las manifestaciones inician durante la etapa fetal.

Forma no clásica o moderada: hay déficit parcial, las manifestaciones clínicas inician durante la infancia o la adolescencia. Puede pasar desapercibida en la adultez.

También se puede clasificar de acuerdo al déficit enzimático:

Deficiencia de 21-hidroxilasa: P450c21.

Clásica:

Pérdida de sal.

Virilizante simple.

No clásica:

Sintomática.

Críptica.

Deficiencia de 11β-hidroxilasa: P450c11.

Deficiencia de 17 alfa-hidroxilasa: P450c17.

Deficiencia de 3beta-hidroxiesteroide deshidrogenasa.

Deficiencia de la proteína StAR.

Deficiencia de la enzima P450 oxidorreductasa.

Deficiencia de enzima P450 scc.

Datos estadísticos y epidemiológicos

La forma más frecuente es debido al déficit de 21-hidroxilasa, corresponde al 95% de todos los casos y se estima 1 caso por cada 10.000 habitantes. La hiperplasia suprarrenal congénita causada por la deficiencia de 11β-hidroxilasa ocupa entre el 3 al 5% del total de los casos, siendo la segunda causa más frecuente.

Factores de riesgo

Antecedentes familiares cercanos de hiperplasia suprarrenal congénita.

Causas más frecuentes

Alteración genética hereditaria autosómica recesiva, manifiesto por la deficiencia enzimática adrenal.

Elementos de la fisiopatología

Alteración genética del 21OHD, conocida como CYP21A2, localizada en el brazo corto del cromosoma 6p21.3. Deficiencia de enzimas que intervienen en la síntesis de hormonas adrenales. Esto ocasiona el déficit de cortisol plasmático, estimulando el mecanismo compensador que eleva los niveles de corticotropina y ocasionando la hiperplasia de la glándula suprarrenal.

Diagnóstico:

Clínica:

Niñas con rasgos de virilización al momento del nacimiento, o que inicia después de nacer.

Pubarquia o pubertad precoz.

Niños con rasgos de virilización en la infancia.

Pérdida de peso, decaimiento, vómitos, avidez por el agua.

Exámenes diagnósticos

Muestra de sangre capilar para determinar 17OHP al segundo día del nacimiento.

Genotipado CYP21A2.

Genitografía y ecografía abdominal (evalúa estado de genitales internos).

Examen hormonal: niveles de 17-OHP elevados >20 ng/ml (primeas 48 horas de vida).

Diagnósticos diferenciales

Síndrome de ovarios poliquísticos.

Opciones terapéuticas

Todos deben ser tratados con glucocorticoides. Se usa hidrocortisona, no se recomienda prednnisolona ni dexametasona en la infancia.

Recién nacido + pérdida salina: hidrocortisona endovenosa a 50mg/m2/día, disminuir progresivamente hasta alcanzar dosis de 10 a 20 mg/m2/día.

En la adolescencia: 15 a 20 mg/m2/día.

Tratamiento con mineralocorticoides en recién nacidos requiere dosis altas a 0,1 a 0,2mg/día. Lactantes mayores y niños, pueden recibir dosis de 0,05 a 0,1mg/día. En caso de necesitar suplemento de cloruro de sodio, los recién nacidos pueden tomar entre 2 a 4 mEq/kg/día, dividios en varias dosis hasta alcanzar ablactación.

Tratamiento quirúrgico orientado a corregir rasgos de virilización en niñas con cariotipo femenino 46XX y úteros, trompas y ovarios normales.

Conducta por grupos

Pacientes con formas graves + situación de estrés: aumentar la dosis de hidrocortisona entre 2 a 10 veces para evitar riesgo de crisis suprarrenal.

Complicaciones

Crisis suprarrenal.

Prevención

No se puede prevenir.

Capítulo 37. Genitales ambiguos

Concepto

Es un trastorno del desarrollo fetal, caracterizado por la ausencia de características genitales específicas que permitan asignar el sexo del bebé al nacer. Genitales no bien diferenciados.

Clasificación

Clasificación causal de las anomalías de diferenciación sexual (ADS):

ADS con anomalías cromosómicas sexuales.

45X y mosaicismos, S. Turner y variantes.

S. Klinefelter.

Digenesia gonadal mixta.

ADS ovotesticular, quimerismo, hermafroditismo verdadero.

ADS con cariotipo 46 XX (pseudohermafroditismo femenino).

Anomalías del desarrollo gonadal.

Exceso de andrógenos: hiperplasia adrenal congénita, déficit aromatasa u oxido reductasa (fetoplacentario). Tumores productores de andrógenos, fármacos (maternos) y otros.

ADS con cariotipo 46XY conocido como pseudohermafroditismo masculino.

Alteraciones del desarrollogo gonadal (testículos): S. de Swyer, o disgenecia gonadal parcial, regresión testicular.

Anomalías de la formación o acción androgénica.

Alteraión en la síntesis o la acción de los factores inhibidores de los conductos de Müller.

Datos estadísticos y epidemiológicos

Trastorno muy raro, hay alrededor de 0.9 a 4.7 casos por cada 100.000 recién nacidos vivos. 64% además tienen anomalías en el aparato genitourinario.

Factores de riesgo

Antecedentes familiares:

Alteraciones o anomalías genitales.

Anormal desarrollo físico durante la pubertad.

Hiperplasia adrenal congénita.

Fallecimientos sin explicación en la primera infancia.

Infertilidad o menstruaciones irregulares.

Hirsutismo.

Causas más frecuentes

La causa más frecuente son las alteraciones cromosómicas que predispongan a la hiperplasia adrenal congénita. Otras causas comprenden exposición prenatal a hormonas masculinas (en niñas), tumores productores de hormonas sexuales. En niños, comprende deficiencia de 5 alfa-reductasa, anomalías testiculares o relacionadas a la testosterona y síndrome de inestabilidad a los andrógenos.

Elementos de la fisiopatología

De acuerdo a la causa pueden intervenir diversos factores que ocasionan anomalías de la diferenciación sexual. La causa más frecuente es la HAC, por lo tanto ocurre la deficiencia de la enzima 21-hidroxilasa en 46XX, también puede haber deficiencia de 11-betahidroxilasa. Ambas ocasionan el aumento de los niveles de 17-OH-PGlo que ocasiona disminución del cortisol plasmático.

En caso de ADS con cariotipo 46XX debido a exceso de andrógenos de origen fetoplacentaria por el déficit óxido reductasa y de aromatasa. En el caso de origen materno puede ocurrir por tumores maternos virilizantes como el luteoma, tumores suprarrenales o HAC materna tratada incorrectamente.

Diagnóstico:

Historia clínica:

Antecedentes médicos familiares.

Características clínicas:

Genitales externos indiferenciados.

Exámenes diagnósticos

El diagnóstico es fundamentalmente clínico, pueden realizarse exámenes de laboratorio para precisar la causa.

Niveles hormonales plasmáticos.

Genotipo.

Ecografías de abdomen y pelvis.

Estudios radiológicos con contraste.

Diagnósticos diferenciales

No precisa.

Opciones terapéuticas

Puede plantearse tratamiento quirúrgico en función del sexo civil asignado con el objetivo de mejorar bienestar psicosocial, permitir función sexual y fertilidad siempre que sea posible.

El tratamiento hormonal sustitutivo para desarrollos de caracteres sexuales secundarios, debe iniciar entre los 11,5 a 12 años en varones y en niñas entre los 12 a 13 años. Se recomienda asignación de sexo basado en genotipo para evitar errores de asignación de género que pueda representar complicaciones psicológicas futuras.

Conducta por grupos

Se deben llevar a cabo las medidas anteriormente mencionadas.

Complicaciones

Infertilidad.

Aumenta el riesgo de ciertos tipos de cáncer.

Prevención

No se puede prevenir.

Capítulo 38. Pubertad precoz

Concepto

La pubertad es el intervalo caracterizado por la aparición de los caracteres sexuales secundarios, crecimiento lineal acelerado, elevación de las hormonas sexuales, maduración de las gónadas y el potencial para la reproducción. Típicamente se completa entre 2 y 5 años.

La pubertad precoz consiste en la aparición de estos caracteres sexuales secundarios antes de los 8 años en las niñas y de los 9 años en los niños.

Clasificación

Clasificación etiológica.

Pubertad precoz dependiente de la gonadotropina (PPDG): el eje hipotálano-hipófisis-gonadal es activado prematuramente siendo el patrón de cambios endocrinos el mismo que en la pubertad normal.

Pubertad precoz independiente de la gonadotropina (PPIG): la secreción de hormonas esteroideas es autónoma e independiente de la secreción central de GnRH. Se pierde la regulación normal y se encuentran concentraciones elevadas de esteroides sexuales y disminuidas de gonadotropinas. El desarrollo puberal no sigue el patrón de la pubertad normal.

Datos estadísticos y epidemiológicos

Se ha estimado la prevalencia de la pubertad precoz en 1 de cada 5000 niños. La PPDG afecta a las niñas 10 veces más que a los niños.

El inicio de la pubertad sigue un patrón familiar y es influenciado por múltiples factores tales como: factores ambientales, raza, enfermedades crónicas, el nivel socioeconómico, el estado nutricional y los cuidados de salud, los cuales influyen sobre la predisposición genética para el inicio temprano.

Factores de riesgo

Principales:

Tumores cerebrales.

Irradiación craneal.

Síndrome de McCune-Albrigth.

Tumores gonadales

Hiperplasia suprarrenal congénita.

Secundarios:

Historia familiar positiva.

Exposición a hormonas exógenas.

Neurofibromatosis tipo 1.

Infecciones previas del SNC.

Hidrocefalia.

Causas más frecuentes

Las causas pueden ser divididas de acuerdo a la clasificación explicada antes:

De PPDG:

Idiopática: 90% de las causas en niñas.

Neoplasia cerebral.

Radioterapia craneal.

Condiciones de neurodiscapacidad.

Lesión postraumática de la cabeza.

Anormalidades de la línea media cerebral.

Asociación con adopción y abuso sexual.

De PPIG:

Causas ováricas: quiste folicular, tumores de células granulosas, tumores de células de Leydig y gonadoblastoma.

Causas testiculares: tumores de células de Leydig y un defecto de los receptores de LH.

Causas suprarrenales.

Síndrome de McCune-Albrigth.

Exposición a hormonas exógenas.

Tumores de células germinales secretores de GCH.

Elementos de la fisiopatología

El primer cambio en la pubertad es la elevación de los niveles de GnRH. La función normal de la GnRH depende de la interacción entre la kisspectina y la GPR54, una proteína G acoplada al receptor que es un ligando para la kisspectina. Otros neurotransmisores (acetilcolina, GABA, péptidos opioides, prostaglandinas, serotonina) y la leptina pueden modular el inicio de la pubertad.

En la PPDG, las gonadotropinas sérica están elevadas y el patrón del cambio endocrino es el mismo que en la pubertad normal.

En la PPIG, hay pérdida de la regulación normal y la concentración de esteroides sexuales está elevada, típicamente con gonadotropinas bajas.

La secreción prematura de esteroides gonadales en los niños resulta en la paradoja de talla elevada durante la niñez, debido a una tasa acelerada del crecimiento lineal, con eventual estatura corta como adulto, debido a la fusión temprana de los núcleos de crecimiento epifisiarios.

Diagnóstico:

Factores diagnósticos clave:

Niños: testículos >4 mL o >2,5 cm.

Niñas: desarrollo de las mamas.

Vello axilar y púbico.

Menarquia.

Velocidad de crecimiento elevado.

Talla elevada.

Otros factores diagnósticos:

Manchas café con leche.

Síntomas de otra hiperfunción endocrina autónoma.

Displasia fibrosa poliostótica.

Neurofibromas.

Dimorfismo facial.

Clítoromegalia.

Exámenes diagnósticos

Evaluación de la edad ósea avanzada.

FSH y LH basal bajos en PPIG; elevados en PPDG.

Testosterona sérica elevada.

Estrógeno sérico elevado.

Ecografía pélvica quistes de ovario, tumores, agrandamiento uterino.

Prueba de estimulación LHRH elevado en PPDG; suprimido en PPIG.

Diagnósticos diferenciales

Telarquia prematura.

Adrenarquia prematura.

Hiperplasia suprarrenal congénita.

Tumores suprarrenales.

Síndrome de Cushing.

Síndrome de ovario poliquístico.

Hipotiroidismo primario.

Opciones terapéuticas

La meta principal del tratamiento en el corto plazo es prevenir la progresión de los caracteres sexuales secundarios y de la menarquia en las niñas. A largo plazo es maximizar el potencial de crecimiento y el bienestar psicosocial. Si hay alguna causa subyacente, debe ser tratada. Típicamente, la PPDG es tratada con agonistas de la GnRH. El tratamiento de la PPIG incluye el uso de agentes inhibidores de la esteroidogénesis y reductores de la formación de estrógenos.

Conducta por grupos

PPDG: evaluación ± de la causa subyacente + agonista de la GnRH (leuprolide, triptorelin, histrelin, goserelin) y hormona de crecimiento (somatropina recombinante).

PPIG: según la causa:

Síndrome de McCune-Albrigth o Testitoxicosis:

- Primera línea: ketoconazol + cuidados de soporte + agonista de la GnRH.
- Segunda línea: inhibidor de la aromatasa + antiandrógeno (anastrazol o letrozol + espironolactona o bicalutamida) + cuidados de soporte + agonista de la GnRH.

Hiperplasia suprarrenal congénita: ajuste del tratamiento ce hidrocortisona (hidrocortisona, prednisona o dexametasona) + agonista de la GnRH.

Tumores: referir al oncólogo pediatra + tratamiento.

Estrógenos exógenos o andrógenos: identificación y descontinuación del agente exógeno.

Complicaciones

Problemas psicológicos.

Talla corta en la adultez.

Capítulo 39. Pubertad demorada

Concepto

La pubertad es el intervalo caracterizado por la aparición de los caracteres sexuales secundarios, crecimiento lineal acelerado, elevación de las hormonas sexuales, maduración de las gónadas y el potencial para la reproducción. Típicamente se completa entre 2 y 5 años.

La pubertad demorada es definida como la falta de cualquier signo puberal a la edad de 13 años en las niñas y de 14 años en los niños.

Clasificación

Clasificación etiológica.

Hipogonadismo hipogonadotrópico: resulta de la falta de producción o de acción de la gonadotropinas séricas, manifestándose como ausencia de desarrollo puberal espontáneo, usualmente debido a anormalidad del eje hipotálamo-hipófisis.

Hipogonadismo hipergonadotrópico: insuficiencia gonadal expresada como concentraciones elevadas de gonadotropinas séricas en ausencia de signos puberales a la edad apropiada para la pubertad.

Datos estadísticos y epidemiológicos

La mayoría de los pacientes son varones. Se estima que 1 de cada 2500 niñas nacen con síndrome de Turner y 1 de cada

1500 niños nacen con síndrome de Klinefelter, los cuales están asociados con la pubertad demorada.

Factores de riesgo

Principales:

Historia familiar de pubertad tardía.

Anormalidades estructurales pituitarias congénitas.

Mutaciones genéticas.

Desórdenes cromosómicos.

Diagnósticos sindromáticos.

Desórdenes alimenticios.

Enfermedades sistémicas crónicas.

Desnutrición.

Ejercicio intenso.

Anormalidades testiculares congénitas.

Anormalidades gonadales adquiridas.

Cirugía hipofisiaria.

Hipoplasia suprarrenal.

Secundarios:

Quimioterapia.

Radioterapia.

Histiocitosis.

Anemia drepanocítica.

Sobrecarga de hierro (asociada a transfusiones).

Causas más frecuentes

La gran mayoría de los pacientes con pubertad tardía tienen sólo un retardo temporal debido a inhibición central del eje hipotálamo-hipófisis que se resuelve con el tiempo y observación (retardo funcional), siendo el retardo constitucional la principal causa de maduración sexual tardía temporal en varones, lo que tiene un rasgo familiar y guarda relación con la estatura corta que es apropiada para la edad esquelética.

Un retardo puberal reversible o temporal puede ocurre también en niños con enfermedades crónicas, exceso de ejercicio físico, desnutrición o desórdenes alimenticios.

Las causas orgánicas se circunscriben a:

Desórdenes del eje hipotálamo-hipófisis: se puede encontrar deficiencia congénita de gonadotropina aislada o asociada con deficiencia hormonal hipofisiaria. Esto puede estar asociado con otras condiciones sistémicas.

Desórdenes gonadales: incluyendo criptorquidia y anorquia, desórdenes cromosomales y algunas causas adquiridas (torsión testicular, quimioterapia, etc.).

Elementos de la fisiopatología

El inicio de la pubertad es controlado por muchos factores. La pubertad anormal se desarrolla debido a:

Hipogonadismo hipogonadotrópico: resultado de la falta de producción o acción de la gonadotropina. Ocurre en pacientes con desordénes del eje hipotálamo-hipófisis como un retardo funcional.

Hipogonadismo hipergonadotrópico: resultado de desórdenes gonadales y se manifiesta con concentraciones elevadas de gonadotropina sérica en ausencia de signos puberales.

Diagnóstico:

Factores diagnósticos clave:

Niños: testículos <3 mL o <2,5 cm.

Niñas: ausencia de desarrollo de las mamas.

Ausencia de vello axilar y púbico.

Ausencia de menarquia.

Ausencia de crecimiento acelerado.

Anosmia.

Otros factores diagnósticos:

Estatura baja.

Carácterísticas dismórficas.

Exámenes diagnósticos

Radiografía de la muñeca no dominante.

FSH y LH basal, bajas en hipogonadismo hipogonadotrópico; elevadas en hipogonadismo hipergonadotrópico.

Diagnósticos diferenciales

Insuficiencia ovárica prematura.

Insuficiencia testicular prematura.

Hipotiroidismo.

Síndrome de ovarios poliquísticos.

Obstrucción del tracto de salida (himen imperforado y septum vaginal).

Síndrome de Mayer-Rokitansky-Kuster-Hauser.

Insensibilidad total a andrógenos.

Deficiencia de 5-alfa reductasa.

Síndrome de Cushing.

Opciones terapéuticas

La meta esencial es asegurar la aparición de los caracteres sexuales secundarios y la inducción del crecimiento rápido puberal.

Se debe tratar de inmediato toda causa subyacente que se identifique. Los pacientes con tumores de hipófisis ameritarán evaluación por neurocirujano para planificar la cirugía.

La terapia hormonal está reservada para pacientes con deficiencia orgánica de gonadotropina (hipogonadismo hipogonadotrópico), para aquellos con anormalidades gonadales y aquellos con retardo constitucional y ajuste psicosocial anormal.

Conducta por grupos

Retardo constitucional:

Niños:

Primera línea: observación y monitoreo.

Segunda línea: curso corto de oxandrolona o testosterona.

Niñas:

Primera línea: observación y monitoreo.

Segunda línea: curso corto con estrógenos (estradiol).

Causa orgánica (Permanente):

Niños: inducción puberal con testosterona.

Niñas: inducción puberal con estrógenos + progesterona cíclica después de iniciado el sangrado o de la estrogenización adecuada. En síndrome de Turner, adicionar hormona de crecimiento + oxandrolona.

Enfermedades crónicas o desnutrición:

Niños:

Primera línea: tratamiento de la anormalidad subyacente.

Segunda línea: curso corto de oxandrolona o testosterona.

Niñas:

Primera línea: tratamiento de la anormalidad subyacente.

Segunda línea: curso corto con estrógenos (estradiol).

Complicaciones

Problemas psicosociales.

Irritación de la piel por geles y parches.

Policitemia.

Osteoporosis.

Prevención

En cuanto a la prevención secundaria, la terapia de reemplazo hormonal, particularmente en mujeres, ayuda a reducir el riesgo de osteoporosis.

Capítulo 40. Síndrome de Turner

Concepto

Es un desorden cromosómico que consiste en la ausencia total o parcial del segundo cromosoma sexual en mujeres, acompañándose de estatura corta e insuficiencia ovárica prematura.

Clasificación

Clasificación citogenética:

No mosaico 45,X: monosomía X; compromete al 60% de las pacientes con síndrome de Turner.

Fragmentado X o Y: deleciones Xp (46,X,Xp), cromosomas isoXq (46,X,iXq), deleciones Xq y cromosomas X y Y en anillo con deleciones intersticiales sustanciales.

Mosaico 45,X: que puede ser de dos formas: mezcla de células 46,XX normales con células 45,X en proporción variable o pérdida de un fragmento X durante las divisiones celulares embrionarias resultando en mosaicismo y ausencia de células normales.

Datos estadísticos y epidemiológicos

Menos del 10% de los casos son diagnosticados prenatalmente, y un 20% adicional son detectados en la infancia por la presencia de linfedema, "pliegues" cervicales o defectos cardíacos congénitos. Relativamente pocos pacientes son diagnosticados durante la niñez temprana y la mayoría lo son entre los 10 y 16 años a causa de una combinación de estatura corta marcada y pubertad demorada. Otro 10% son diagnosticados en la adultez debido a amenorrea secundaria.

Se estima una incidencia de 1 por cada 5000 nacidos vivos femeninos.

Factores de riesgo

No hay factores de riesgo conocidos.

Causas más frecuentes

No hay una predisposición conocida o un factor causante del síndrome de Turner. Es esporádico en su ocurrencia excepto en raros casos en los cuales una pequeña deleción cromosómica X es pasada de la madre a la hija.

Elementos de la fisiopatología

La fisiopatología detrás de las anormalidades vistas en el síndrome de Turner no es bien comprendida:

Haploinsuficiencia para un cromosoma sexual específico, SHOX, que codifica el factor de transcripción expresado en el desarrollo de huesos y cartílagos.

Haploinsuficiencia de otros genes seudoautosómicos que causan defectos cardiovasculares congénitos.

Alteración de algunos genes localizados tanto en el brazo corto como en el largo del cromosoma X, lo que se ha relacionado con la insuficiencia ovárica prematura.

Haploinsuficiencia de genes localizados en Xp resultando en rasgos neurocognitivos distintivos.

Diagnóstico:

Factores diagnósticos clave:

Pobre crecimiento.

Estatura baja.

Desarrollo puberal demorado o ausente.

Amenorrea primaria.

Defectos cardíacos congénitos.

Anomalías esqueléticas.

Bandas cervicales.

Linfedema periférico.

Otros factores diagnósticos:

Caracteres dismórficos.

Amenorrea secundaria.

Nevi melanocítico múltiple.

Otitis media recurrente/severa.

Soplo o click de eyección sistólico.

Pobres habilidades sociales.

Hipertensión extremadamente alta.

Uñas hiperconvexa y/o distróficas.

Exámenes diagnósticos

Cariotipo.

Diagnósticos diferenciales

Retardo constitucional del crecimiento y el desarrollo.

Síndrome de Noonan.

Disgenesia gonadal 46,XX.

Disgenesia gonadal completa 46,XY.

Insensibilidad andrógena total.

Opciones terapéuticas

La meta principal del tratamiento es la optimización de la talla, la inducción y mantenimiento del desarrollo puberal, tratamiento de la deficiencia hormonal ovárica en curso, y detección y tratamiento de las comorbilidades y complicaciones.

Conducta por grupos

Todos los pacientes (al momento del diagnóstico): vigilancia y cuidados preventivos.

Con pobre crecimiento: + GH hasta que la velocidad de crecimiento sea de al menos 2 cm/año, o antes si el paciente está satisfecho con la talla + oxandrolona.

Con retardo/arresto puberal: + estrógeno a bajas dosis + progesterona cíclica.

Con anormalidades cardíacas congénitas: valoración cardiovascular y evaluación para cirugía.

Complicaciones

Hipertensión.

Defectos neurocognitivos.

Diabetes tipo 2.

Dislipidemia.

Tiroiditis de Hashimoto.

Enfermedad de Graves.

Hepatitis.

Pérdida auditiva.

Gonadoblastoma.

Pérdida auditiva.

Prevención

No hay intervenciones conocidas para prevenir la ocurrencia de síndrome de Turner.

En prevención secundaria, el asesoramiento sobre un estilo de vida saludable y las manipulaciones dietéticas pueden ayudar a prevenir las complicaciones cardiovasculares.

Epílogo

Alertas Endocrinas nos presenta de manera esquemática y resumida los principales puntos a tratar sobre cada una de las enfermedades que afectan el sistema endocrino con mayor prevalencia a nivel mundial.

En Nutrición y Diabetes, agrupamos las enfermedades o condiciones en las que la dieta y el estilo de vida tienen notable influencia, tales como obesidad, dislipidemia, diabetes y sus complicaciones agudas y crónicas, así como la enfermedad celíaca.

Pasando a las afecciones de la tiroides, paratiroides y calcio, nos encontramos con una síntesis de los trastornos y complicaciones que derivan de la hipo o hiperfunción de estas glándulas y de sus consecuentes alteraciones en el metabolismo e iones importantes para el organismo como lo es el calcio.

Cuando hablamos sobre hipófisis y glándulas adrenales, dedicamos una sección especial para resaltar la importancia de la hipófisis o pituitaria como glándula maestra que con sus hormonas pone en funcionamiento a todas las demás, así como la glándula adrenal nos activa para la respuesta ante el estrés y las alarmas, y las consecuencias para la salud derivadas de la hiposecreción de estas hormonas como resultado de tumores, enfermedades autoinmunes o tratamientos con esteroides.

Al llegar a la sección de órganos sexuales, ovarios y testículos, esclarecemos numerosos mitos acerca de los trastornos de fertilidad tanto en el hombre como en la mujer, así como los referentes a otras condiciones como el Hipogonadismo, la disfunción eréctil y los trastornos menstruales.

En la última parte del libro, aprendemos sobre endocrinología pediátrica y el estudio de las afecciones en esta edad tan especial, causas y tratamientos para la diabetes en el niño, la obesidad infantil, la talla baja, las alteraciones en la pubertad y los síndromes genéticos que se pueden presentar.

De esta manera damos un rápido y educativo paseo por las grandes áreas de la endocrinología que nos permiten mejorar nuestros conocimientos y reconocer cuáles son las *Alertas Endocrinas*.

Referencias Bibliográficas

1. Kashyap SR, Defronzo RA. The insulin resistance syndrome: physiological considerations. Diab Vasc Dis Res. 2007; 13(1): p. 13-19
2. Bloomgarden ZT. Definitions of the Insulin Resistance Syndrome. Diabetes Care. 2004; 27(3): p. 824-830
3. Goutham R. Insulin Resistance Syndrome. Am Fam Physician. 2001; 63(6): p. 1159-1163
4. Karimi F. Insulin resistance syndrome (syndrome X). Shiraz E-Med J. 2005; 6(3&4): p. 32898
5. Rewers A. Acute metabolic complications in diabetes. En Cowie CC, Casagrande SS, Menke A, editores. Diabetes in America. 3rd ed.: Bethesda, MD, National Institutes of Health; 2018. p. 17.1-17.19
6. Frank AN. Acute complications of diabetes mellitus and it´s sequel [Tesis de Maestría sin publicar]. Charles University in Prague, Third Faculty of Medicine
7. World Health Organization. Guidelines for the prevention, management and care of diabetes mellitus Khatib OM, editor.; 2006
8. Lotfy M, Adeghate J, Kalasz H, Singh J, Adeghate E. Chronic Complications of Diabetes Mellitus: A Mini Review. Curr Diabetes Rev. 2017; 13(1): p. 3-10
9. Begum A, Bari MS, Ayaz K, Yasmin R, Rajib N, Rashid M, et al. Thyroiditis - A Review. J Medicine. 2006; 7: p. 58-63
10. Agrawal NK. Thyroiditis. J Assoc Physicians India. 2011; 59(Suppl): p. 46-50
11. Adamina M, Oertli D. Thyroiditis. En Oertli D, Udelsman R, editores. Surgery of the Thyroid and Parathyroid Glands. Berlin: Springer; 2007. p. 207-215

12. Willard DL, Stevenson M, Steenkamp D. Type B insulin resistance syndrome. CurrOpinEndocrinol Diabetes Obes. 2016;23(4):318-23.
Enlace

13. Fernando Carrasco N, José Eduardo Galgani F, Marcela Reyes J. Síndrome de resistencia a la insulina. estudio y manejo. Revista Médica Clínica Las Condes. septiembre de 2013;24(5):827-37.
Enlace

14. U. S. Department of Health & Human Services. Type A insulin resistance syndrome. Genetics Home Reference. (Internet). 2019.
Enlace

15. Lotfy, Mohamed &Adeghate, Jennifer &Kalasz, Huba& Singh, Jaipaul&Adeghate, Ernest. (2015). Chronic Complications of Diabetes Mellitus: A Mini Review. Current diabetes reviews. 13. 10.2174/1573399812666151016101622.
Enlace

16. Papatheodorou K, Banach M, Bekiari E, Rizzo M, Edmonds M. Complicaciones de Diabetes 2017. J Diabetes Res . 2018 11 demarzo; 2018: 3086167. doi: 10.1155 / 2018/3086167. PMID: 29713648; PMCID: PMC5866895.
Enlace

17. José Javier Mediavilla Bravo. Complicaciones de la diabetes mellitus.Diagnóstico y tratamiento. SEMERGEN: 2001; 27: 132-145.

18. Archana Bindra, M.D., And Glenn D. Braunstein, M.D. Thyroiditis. Am.Fam Physician. 2006 May 15;73(10):1769-1776.
Enlace

19. Longo, Fauci Kasper Hauser, Jameson, et. Al. Harrison Principios de Medicina Interna. 18ª edición. Mc. Graw Hill. 2012.
20. Begum, Afsana& Bari, Md &Ayaz, Kfm&Yasmin, Rubina&Rajib, Nc&Rashid, Ma&NazmulAhasan, H A M &Siddiqui, Fm. (2006). Thyroiditis – A Review. Journal of Medicine. 7. 10.3329/jom.v7i2.1366.
Enlace
21. Floridi C, Cellina M, Buccimazza G y col. Clasificaciones de imágenes de ultrasonido de nódulos tiroideos para estratificación de riesgo de malignidad y manejo clínico: estado del arte. *Glándula Surg* . 2019; 8 (Supl 3): S233 – S244. doi: 10.21037 / gs.2019.07.01
Enlace
22. Raúl Rivera-Moscoso,* Sergio Hernández-Jiménez, et al. Diagnóstico y tratamiento del nódulo tiroideo. Posición de la Sociedad Mexicana de Nutrición y Endocrinología, A.C. Revista de Endocrinología y Nutrición Vol. 18, No. 1 • Enero-Marzo 2010.
Enlace
23. Fernández Sánchez J. Clasificación TI-RADS de los nódulos tiroideos en base a una escala de puntuación modificada con respecto a los criterios ecográficos de malignidad. Revista Argentina de Radiología. julio de 2014;78(3):138-48.
Enlace
24. Román-González A, Zea-Lopera J, Londoño-Tabares SA, Builes-Barrera CA, Sanabria A. Pilares para el enfoque y tratamiento adecuado del paciente con hipoparatiroidismo. Iatreia. 2018 Abr-Jun;31(2):155-165. DOI 10.17533/udea.iatreia.v31n2a04.
Enlace

25. Amaia Vela Desojo, Gustavo Pérez de Nanclares, Hipoparatiroidismo. RevEspEndocrinolPediatr 2013; 4.
Enlace
26. Majumdar A, Mangal NS. Hiperprolactinemia *J HumReprodSci* . 2013; 6 (3): 168–175. doi: 10.4103 / 0974-1208.121400.
Enlace
27. Melmed, Shlomo. "Tumores hipofisarios". Clínicas de endocrinología y metabolismo de América del Norte vol. 44,1 (2015): 1-9. doi: 10.1016 / j.ecl.2014.11.004
Enlace
28. Larkin S, Ansorge O. Patología y patogenia de los adenomas hipofisarios y otras lesiones selares. [Actualizado el 15 de febrero de 2017]. En: Feingold KR, Anawalt B, Boyce A, et al., Editores. Endotexto [Internet]. South Dartmouth (MA): MDText.com, Inc.;2000.
Enlace
29. American College of Obstetricians and Gynecologists (ACOG): Revitalize: Gynecology Data Definitions, 2018. Consultado el 7/8/19.
30. Sultan C (ed): Pediatric and Adolescent Gynecology. Evidence-Based Clinical Practice. 2nd, revised and extended edition. EndocrDev. Basel, Karger, 2012, vol 22, pp 160–170.
Enlace
31. Manuel Urrutia Ruiz. Dismenorrea. Conceptos generales. GinecolObstetMex 2013;81:60-68.
Enlace
32. M.J. Rodríguez Jiménez, N. CurellAguilá. El ciclo menstrual y sus alteraciones. Pediatr Integral 2017; XXI (5): 304–311.
Enlace

33. Dra. Carolina Schulin-Zeuthen P. Dra. Carolina Conejero R. Trastornos menstruales y dismenorrea en la adolescencia. [REV. MED. CLIN. CONDES - 2011; 22(1) 39 – 47.
Enlace
34. Kao, Simon & Pinto, Alfredo. (2015). Tumors of the Adrenal Gland. 10.1007/978-1-4939-1729-7_12.
Enlace
35. Q. Araya Verónica. Trastornos de la glándula suprarrenal: diagnóstico y tratamiento. Rev. Med. Las Condes. Vol. 24. Núm. 5.páginas 768-777 (Septiembre 2013).
Enlace
36. Dra. Vivian de la Caridad Betancourt Rodríguez. Dra. Emma Ivette Carolina Archila López. Tumores suprarrenales. Revisión bibliográfica. Acta Médica del Centro / Vol. 8 No. 1 2014.
Enlace
37. Ziegler R, Neu A. Diabetes en la infancia y adolescencia. DtschArzteblInt . 2018; 115 (9): 146-156. doi: 10.3238 / arztebl.2018.0146.
Enlace
38. García de Blanco, Matilde; Merino, Gisela; Maulino, Nora; Coromoto Méndez, Nélida DIABETES MELLITUS EN NIÑOS Y ADOLESCENTES Revista Venezolana de Endocrinología y Metabolismo, vol. 10, núm. 1, 2012, pp. 13-21
Enlace
39. José Ignacio Labarta Aizpún, Antonio de Arriba Muñoz, Marta Ferrer Lozano. Hiperplasia suprarrenal congénita. Protocdiagn ter pediatr. 2019;1:141-56.
Enlace
40. ASOCIACIÓN ESPAÑOLA DE PEDIATRÍA. Recomendaciones para el diagnóstico y tratamiento de

pacientes con formas clásicas de hiperplasia suprarrenal congénita por déficit de 21-hidroxilasa. Vol. 87. Núm. 2.páginas 116.e1-116.e10 (Agosto 2017). DOI: 10.1016/j.anpedi.2016.12.002.
Enlace

41. Pelayo Baeza F.J., Carabaño Aguado I., Sanz Santaeufemia F.J., La Orden Izquierdo E.. Genitales ambiguos. RevPediatr Aten Primaria [Internet]. 2011 Sep [citado 2020 Ene 20] ; 13(51): 419-433. Disponible en: http://scielo.isciii.es/scielo.php?script=sci_arttext&pid=S1139-76322011000300009&lng=es.
http://dx.doi.org/10.4321/S1139-76322011000300009.
Enlace

Copyright © 2020 Mario Vega

Todos los derechos reservados.

Sobre el autor

Mario Vega Carbó

-Médico cubano graduado en 1994.
-Especialista en Endocrinología y Medicina Familiar.
-Máster en Longevidad y Ultrasonografía.
-Profesor de Fisiopatología Médica.
-Amante de hacer el bien, la familia y la naturaleza.

Otros libros del autor

1. Un enfoque a la Endocrinología Natural
2. Alertas Endocrinas: Salvando vidas
3. ABC del Endocrinólogo, para el no especialista
4. Recetas de cocina de tu Endocrino
5. Donde reina hormona...cuentos breves
6. Mitos de los alimentos, visión del Endocrinólogo
7. S.O.S Tóxicos hormonales, verdades al desnudo
8. Alertas endocrinas
9. Manual sobre el nuevo Coronavirus

¡Disponibles en 10 idiomas!

Redes sociales:

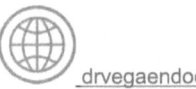 drvegaendocrino.com   Dr. Mario Vega - Tu Endocrino Online

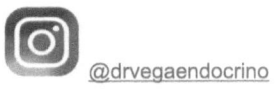 @drvegaendocrino   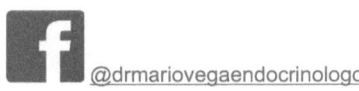 @drmariovegaendocrinologo

Sinopsis

El sistema endocrino está conformado por un conjunto de órganos altamente especializado que cumplen con la importante función de producir unas substancias químicas conocidas como "*hormonas*", que al igual que el combustible, colocan en funcionamiento y regulan muchos procesos vitales en nuestro organismo. Siendo tal la importancia de este sistema es necesario conocer cuáles son las principales enfermedades condiciones que pueden suceder a consecuencia de la alteración en sus funciones, cómo se manifiestan y como tratarlas.

En esta oportunidad, el Dr. Mario Vega Carbó, médico especialista en endocrinología, con más de 20 años de experiencia en la práctica clínica nos trae un libro más de su colección, titulado "*Alertas Endocrinas*", especialmente destinado a explicar cuáles son esas enfermedades que afectan el sistema endocrino, como se clasifican, sus síntomas y métodos diagnósticos, así como las opciones terapéuticas disponibles.

Con un lenguaje amigable y preciso, contenido elaborado a partir de referencias citadas, Alertas Endocrinas, es un texto educativo tanto para el público en general como para el estudiante de medicina y el clínico general. Embárcate en estas páginas y conoce las enfermedades del sistema endocrino que despiertan alarma.

www.ingramcontent.com/pod-product-compliance
Lightning Source LLC
Chambersburg PA
CBHW031610210526
45464CB00004B/1510